U0884225

本教材为暨南大学教务处第四批外招生教材资助项目

本教材获国家自然科学基金项目（No. 81173265，81473688），教育部新世纪优秀人才计划项目（No. NCET－13－0827），广东省中医管理局项目（No. 20141070），广州市科技支撑计划项目（No. 2014J4100104），广东省科技计划项目（No. 2014A020212672），2015 年暨南大学科研培育与创新基金（No. 21615464）等资助

《中医外科学》编委会

主　　编： 马　民　张桂娟

参编人员： 颜显欣　廖　锐　陈瑞雪　李小波　别凤杰

李德辉　谭碧珠　梁世杰　叶仲秋　马凯敏

张素燚　刘玉斌　黄茂杰　吕燕红

二十一世纪中医学教材系列

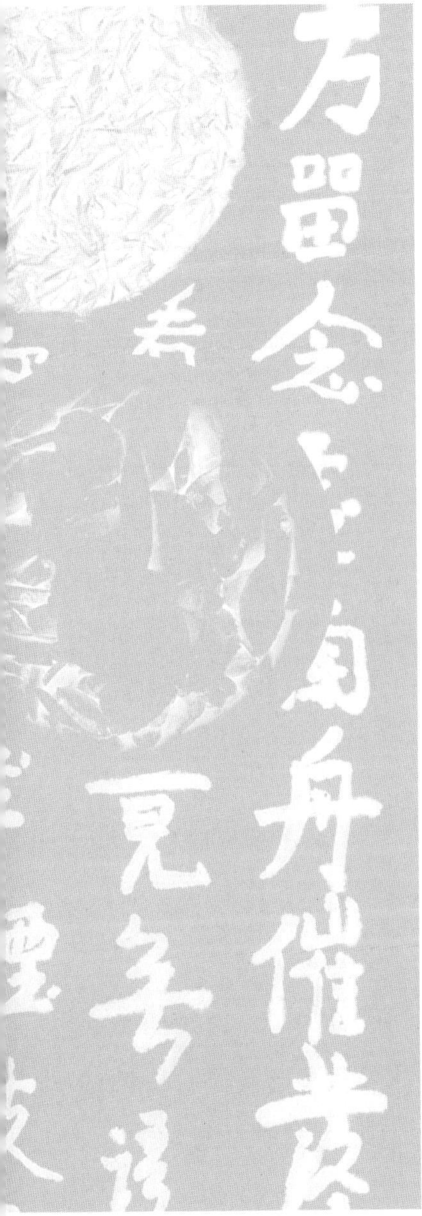

中医外科学

（本科生用书）

马　民　张桂娟　编著

暨南大學出版社
JINAN UNIVERSITY PRESS

中国·广州

图书在版编目（CIP）数据

中医外科学／马民，张桂娟编著．—广州：暨南大学出版社，2015.12
（二十一世纪中医学教材系列）
ISBN 978－7－5668－1619－1

Ⅰ．①中…　Ⅱ．①马…②张…　Ⅲ．①中医外科学—高等学校—教材
Ⅳ．①R26

中国版本图书馆 CIP 数据核字（2015）第 215701 号

出版发行：暨南大学出版社

地　址：中国广州暨南大学
电　话：总编室（8620）85221601
营销部（8620）85225284　85228291　85228292（邮购）
传　真：（8620）85221583（办公室）　85223774（营销部）
邮　编：510630
网　址：http：//www.jnupress.com　http：//press.jnu.edu.cn

排　版：广州良弓广告有限公司
印　刷：佛山市浩文彩色印刷有限公司

开　本：787mm×960mm　1/16
印　张：13
字　数：250 千
版　次：2015 年 12 月第 1 版
印　次：2015 年 12 月第 1 次

定　价：38.00 元

前　言

中医外科学是中医学专业的主干课程之一，是中国医学研究人体外部疾病的一门临床学科，它的特点是根据人体“内外统一”的理论去认识疾病的发生与发展，重视辨病与辨证相结合及局部辨证，运用全身与局部相结合的医疗方法防治外科疾病。随着临床疾病谱的变化、中医外科领域临床专科的分化和发展，必须从病种选择、疾病的诊断与鉴别诊断、中医药对具体疾病的治疗效果，或在中西医综合治疗中的作用和地位及其发展等方面，整体考虑中医外科学教材的编写。本教材注重继承性、实用性、先进性，在保持中医外科学理论系统性和完整性的基础上，客观反映学科理论与临床研究的新进展，尤其汲取了国内同行有关中医外科学教学研究成果并进行了有益的探索。在编写形式上，本教材合理地阐述了中医外科学各疾病的范畴及其相关发病机制，包括中医病因病机和西医病因病理，在治疗原则方面也作了有益的尝试，在治疗方法上增加了西医的治疗措施和方法，使其理论知识与临床思维更具逻辑性和临床实用性。部分章节增加了疾病相关进展，以便学生了解与目前临床、科研有关的本学科理论和发展前沿。

本教材第一章到第三章由颜显欣、李德辉执笔，第四、五章由张桂娟、谭碧珠、李小波执笔，第六章由梁世杰执笔，第七章由叶仲秋、马凯敏执笔，第八章由马民、张桂娟执笔，第九章由刘玉斌执笔，第十章由张素燚执笔，第十一章由廖锐执笔，第十二章由别凤杰执笔，第十三章由陈瑞雪执笔。颜显欣对全书稿件的整理做了大量的工作。

本教材为暨南大学教务处第四批外招生教材资助项目。在此对暨南大学教务处表示深深的谢意！

本教材获国家自然科学基金项目（No. 81173265，81473688），教育部新世纪优秀人才计划项目（No. NCET－13－0827），广东省中医管理局项目（No. 20141070），广州市科技支撑计划项目（No. 2014J4100104），广东省科技计划项目（No. 2014A020212672），2015 年暨南大学科研培育与创新基金

（No. 21615464） 等资助。

由于编者水平有限，加之时间仓促，本书不足之处在所难免，敬请读者不吝赐教，以促使本教材更臻完善。

编　者

2015年8月26日

目 录

第一章　中医外科学发展概况

中医外科学是中医学的一个重要组成部分，具有悠久的历史，包括疮疡、皮肤病、乳房病、瘿、瘤、岩、肛肠疾病以及男性前阴病等。在中医学发展的历史长河中，跌打损伤、金刃刀伤、耳鼻喉病、口腔病等，均曾属于外科范围。随着医学的发展，分工越来越细，以上各病先后归属于相关专科。几千年来，中医外科学经历了自身经验的积累、理论的形成与发展、学科体系的逐渐成熟等不同阶段。

一、起源

在原始社会，人类为了生存，在劳动和日常生活中不可避免地与野兽搏斗、与恶劣的自然环境抗争，再加上没有较好的生产工具，经常出现各种意外的创伤，于是就自发地运用树叶、野草等包扎伤口，拔除体内异物，压迫伤口止血等，形成最原始的外科治疗方法。以后发展到用砭石、石针刺开排脓治疗脓肿。这些原始的清创、止血、使用外用药以及小手术可以说是外科的起源。殷商时期的甲骨文上就有“疾自（鼻病）、疾耳、疾齿、疾舌、疾足、疾止（指或趾）、疥”等外科病名的记载。《山海经·东山经》：“高氏之山……其下多箴石。”郭璞注说：“砭针，治痈肿者。”据考古学家论证，早在20万年前的石器时代人们就开始运用砭石。在当时，砭针是切开排脓的工具，也是历史上最早的外科手术器械。随着社会分工的出现，民间行医者擅长各异，因此出现了医学分科。在周代，外科已形成独立的专科，《周礼·天官篇》把当时的医生分为疡医、疾医、食医和兽医四大类，其中疡医即外科医生，主治溃疡、肿疡、金疡和折疡。该书记载：“疡医下士八人，掌肿疡、溃疡之祝药劀杀之齐。”① 1973年马王堆出土的《五十二病方》是我国目前发现最早的一部医学著作，记载了痈、疽、感染、创伤、冻疮、诸虫咬伤、痔漏、肿瘤、皮肤病等多种外科疾病，并在“牝痔”中记载了割治疗法，如“杀狗，取其脬（膀胱），以穿籥（竹管）入膻（直肠）中，吹之，引出，徐以刀剥去其巢，治黄芩而屡

---

① 祝药即敷药，劀即刮去脓血，杀即用腐蚀剂去恶肉或剪去恶肉，齐即疮面平复。

傅之”。还有用小绳结扎“牝痔”，用地胆等药外敷“牝痔”，用滑润的“铤”作为检查治疗漏管的探针等。可见，当时外科的治疗水平已达到一定的高度。

二、形成

在汉朝（前206—220年），中医外科初具规模，形成一个学科。那时已有系统的理论著作《黄帝内经》问世，其中《灵枢·痈疽》所载外科病名有17种，专述痈疽的病因病机。“营卫稽留于经脉之中，则血泣而不行，不行则卫气从之而不通，壅遏而不得行，故热。大热不止，热胜则肉腐，肉腐则为脓。然不能陷，骨髓不为焦枯，五脏不为伤，故命曰痈。”“热气淳盛，下陷肌肤，筋髓枯，内连五脏，血气竭，当其痈下，筋骨良肉皆无余，故命曰疽。”这些理论均以外科病为例，从整体观念出发，对外科病的致病因素、发病过程、病理机制、治疗原则进行了高度概括。《黄帝内经》还记载了针砭、按摩、猪膏外用、醪药、手术等多种外科疗法，并最早提出用截趾手术治疗脱疽。同时，已有升丹，如《周礼·天官篇》中有“凡疗疡以五毒攻之……”郑玄注五毒说：“今医人有五毒之药，合黄蝥，置石胆、丹砂、雄黄、矾石、慈石其中，烧三日夜，其烟上着，以鸡羽扫取以治疡。”此即升丹的炼制过程和应用。汉末的华佗（141—203年）是我国历史上一位伟大的外科医生，他是世界上第一位应用麻醉剂的医家，所发明的麻沸散可使患者全身麻醉，在无痛的情况下进行剔骨疗伤和剖腹术，号称外科学的鼻祖。《后汉书·华佗传》中说：“若疾发结于内，针药所不能及者，乃令先以酒服麻沸散，即醉无所觉，因刳破腹背，抽割积聚；或在肠胃，则断截湔洗，除去疾秽；既而缝合，傅以神膏，四五日创愈，一月之间皆平复。”而欧洲在19世纪中叶才发明乙醚、哥罗芳等麻醉药。汉代医圣张仲景（150—219年）所著的《伤寒杂病论》对后世外科的发展也有很大的影响。他提出的中医辨证论治对外科疾病同样具有重要的指导意义。如治疗肠痈、寒疝、浸淫疮、狐惑等病的辨治体系，以及大黄牡丹皮汤、薏苡仁附子败酱散、乌梅丸等方药，至今仍为临床所应用。西汉前后问世的《金创瘛疭方》是我国第一部外科学专著，可惜已失传。由此可见，到了汉代，从理论、实践、药物、手术、著作等多方面看，中医外科已初步形成了一个独立的学科。

三、发展

两晋南北朝、隋唐五代时期，中医外科有了较快的发展。葛洪（约281—341年）在《肘后备急方》中记载了许多有科学价值的经验。如用海藻治疗瘿疾，这是世界上最早用含碘食物治疗甲状腺疾病的记载；用狗脑敷治疯狗咬伤，开创了用免疫法治疗狂犬病的世界先例。龚庆宣所著的《刘涓子鬼遗方》（成书于499年）是我国现存最早的外科专著，书中记载了痈、疽、皮肤病等疾病的鉴别诊断、治疗与内外处方140个，如用止血、收敛、止痛、清热解毒等法治疗外伤，并首创水银膏以治疗皮肤病。书中所述对辨别有脓无脓和脓肿切开方法的描述很有实用价值，如："痈大坚者，未有脓；半坚薄半有脓；当上薄者都有脓，便可破之。所破之法，应在下，逆上破之，令脓得易出。"隋朝由巢元方编写的《诸病源候论》是我国第一部病因病机学专著，书中的记载对痈疽、疔疮、瘿瘤、丹毒、痔瘘、兽蛇咬伤等疾病的病因病机有了一定的认识。书中对40多种皮肤病的病因病理进行了阐述，显示出相当的科学水平，如"湿疥者，小疮皮薄，常有汁出，并皆有虫，人往往以针头挑得，状如水内瘑虫"，认识到疥疮由疥虫引起；还指出漆疮与过敏体质有关。唐代孙思邈的《千金要方》是我国最早的一部临床实用百科全书，记载了很多脏器疗法，如食动物肝脏治疗夜盲症，食牛羊乳治疗脚气病，食羊靥、鹿靥治疗瘿病，这些经验均为后世医家证实了其有效性和科学性。至于用葱管导尿治疗尿潴留的记载，比1860年法国发明橡皮管导尿早1 200多年。王焘的《外台秘要》载方6 000多条，其中不少外科方剂，对外科方药的发展具有重要影响。

宋代是我国医学发展较快的时期，外科专著日益增多，在理论上注重整体与局部的关系，治疗上扶正与祛邪并重、内治与外治并重。《太平圣惠方》（992年）第一次系统地提出应鉴别"五善七恶"，在治疗上创立了"内消"、"托里"等内治方法。其他如用砒剂治疗痔疮、用蟾酥酒止血止痛、用烧灼法消毒手术器械等，都是这一时期的经验总结。魏岘的《魏氏家藏方》（1227年）首载枯痔散，用膏剂先涂痔核周围，以免产生疼痛，使枯痔疗法更为完善。《卫济宝书》（1170年）记载了如灸板、炼刀、竹刀、小钩等医疗器械的用法。李迅所著的《集验背疽方》（1196年）对背疽的病因、症状、治疗方法作了全面论述。陈自明所撰的《外科精要》（1263年）在整体观念的基础上，进一步把寒热虚实、辨证施治应用于外科疾病的临床诊治，并载有托里排脓多个方药，至今仍在临床中应用。元代的外科著作，有朱丹溪的《局方发挥》、危亦林的《世医得效方》等。齐德之所著的《外科精义》（1335年）总结了元代以前各种方书的经验，他从整体出发，指出外科病为阴阳不和、气血凝滞所致，治疗疮疡应辨别阴阳虚实、脏腑气血，并提出"治其外而不治其内"是"治其末而不治其本"的精辟论点，提倡内治与外治相结合。《世医得效方》（1337年）是一本创伤外科专著，在正骨方面有精确记述，对麻醉药的组方、适应证、剂量均有具体说明，对伤科的发展有很大贡献。

四、成熟

中医外科在明清时期已较为成熟，外科专著增多，并形成了不同的学术流派。如明代薛己所著的《外科枢要》（1529 年），记载了有关外科病的理论、经验、方药，第一次详细叙述了对新生儿破伤风的诊治和预防。汪机的《外科理例》（1531 年）提出了“治外必本诸内”的思想，指出：“外科者，以其痈疽疮疡皆见于外，故以外科名之，然外科必本于内，知乎内，以求乎外，其如视诸掌乎。”他还创制了玉真散，以治疗破伤风。其他如窦梦麟的《疮疡经验全书》（1569）、王肯堂的《疡医证治准绳》（1608 年）、陈实功的《外科正宗》（1617 年）、张景岳的《外科钤》（1624 年）等均有特色。此期以陈实功的《外科正宗》成就最大，该书载有常见外科病症 120 余种，详述病因病机、证候、辨证、治疗、预后等，并附医案加以论证，论述清晰，内容完备，自唐代到明代的许多外科资料，大都收录其中，故后人对此书有“列证最详，论治最精”的评价，影响巨大，被后人誉为中医外科的一大学派——正宗派。从学术思想来看，该书重视脾胃，主张外科以调理脾胃为要。其主要成就为外治和手术方面，他用腐蚀药或刀针清除坏死组织，放通脓管，使毒外泄。该书记载手术方法 14 种，如“手术复位”“切开引流”“截肢”“除死骨”等多种外科手术方法都很有实用价值。其倡导脓成切开，位置宜下，切口够大，腐肉不脱则割，肉芽过长则剪，这些有效方法沿用至今。陈司成的《霉疮秘录》（1632 年）是我国第一部梅毒学的专著，指出此病多由性交传染，且会通过胎传感染形成先天性梅毒，主张用丹砂、雄黄等含砷药物治疗，是世界上最早使用砷剂治疗梅毒的记载。

清代在医科学术上独树一帜，影响较大的有王维德的《外科证治全生集》（1740 年）。该书主张要善辨证之阴阳虚实，强调辨证论治。所谓“凭经治症，天下皆然；分别阴阳，唯余一家”。把复杂的外科分为阴阳两类，如痈阳、疽阴等。王氏重视“以消为贵，以托为畏”的内治法，反对滥用刀针。主张以“阳和通腠，温补气血”的法则，自拟阳和汤、醒消丸、小金丹、犀黄丸等，至今仍为临床运用。其学术观点被许克昌的《外科证治全书》等所继承，形成了中医外科的又一大学派——全生派。高秉钧的《疡科心得集》（1805 年）揭示了外科病因的一般规律，在鉴别诊断上有所建树，并将温病学说融合于治疡之中，认为“疡科之证，在上部者俱属风温、风热，在中部者多属气郁、火郁，在下部者俱属湿火、湿热”。用犀角地黄汤、紫雪丹、至宝丹等治疗疔疮走黄，疗效极佳，至今还在临床应用。后人结合高氏的理论与实践成就，形成了中医外科的第三大学派——心得派。其后，余听鸿的《外证医案汇编》

对高秉钧的学术思想有所发展。此外，吴师机的《理瀹骈文》（1864 年）专述药膏的外治法，书中的一些外治膏药对于中医外科临床有一定的实用价值。近代张山雷于 1927 年所著的《疡科纲要》，内容简要，立论、辨证、用药均有特色，对中医外科的发展有一定的影响。

中华人民共和国成立后，中医外科学进入了一个新的历史发展阶段，在教学、临床、科研等方面都取得了显著成就。1954 年，首先在北京成立了中医研究院，之后各省、市先后成立了中医药研究院（所）。为培养中医人才，1956 年起在各省、市相继成立了中医学院，一批著名的中医外科专家到中医学院任教，对历史上外科医家的学术经验进行全面、系统的传授，从根本上改变了传统的师承家授的培养方式。为适应教育需要，1960 年中医研究院编著《中医外科简编》，1960 年、1964 年上海中医学院两次主编《中医外科学》讲义，1980 年广州中医学院主编了中医专业所用《外科学》，作为全国中医院校使用的中医外科学统编教材。部分中医院校也相继编著了不同层次（包括自学考试）、各具特色的《中医外科学》教材，使学生能系统地学习和掌握中医外科学的理论知识，为培养中医外科人才打下了良好的基础。同时还编著出版和重印了大量中医外科学专著，不断交流全国各地中医外科学的学术经验与成就，使中医外科学的理论和经验得到了较快的普及与提高。中医外科在临床方面取得了较大的进展，一些特色鲜明、优势明显的专科专病，如中医药治疗急腹症、乳房疾病（尤其是浆细胞性乳腺炎）、周围血管疾病、烧伤、肛肠疾病、男科疾病、肿瘤、皮肤病等，取得了大批的研究成果，有的已经达到世界先进水平。我们坚信，在中医药现代化浪潮的推动下，中医外科的研究将会取得更大的成绩，为人类的健康事业做出更大的贡献。

第二章　中医外科疾病命名与基本术语

第一节　疾病命名

中医外科内容丰富，历史悠久，中医外科著作浩如烟海。由于我国幅员辽阔，方言丰富多彩，历代医家对疾病认识角度不同，必然形成病名繁多而不统一的现象，有时一个病名包括多种性质的疾病，而同一性质的疾病因所患部位、阶段、形态等不同又有几个病名，这给我们学习、归纳、总结外科学带来了一定的困难。外科疾病名目虽然繁多，但从它的病名含义来看，还是遵循一定规律的。一般是根据疾病的发病部位、穴位、脏腑、病因、症状、形态、颜色、疾病特性、范围大小、是否传染等来命名。

以部位命名者，如颈痈、背疽、乳痈、手发背。以穴位命名者，如环跳疽、太阳疔、委中毒。以脏腑命名者，如肺痈、肠痈、肝痈。以病因命名者，如破伤风、毒蛇咬伤、漆疮、冻疮、水火烫伤。以症状命名者，如红丝疔、内痔、麻风、瘰疬、乳头破碎。以形态命名者，如岩、鹅掌风、蛇头疔、蝼蛄疖、缠腰火丹。以颜色命名者，如丹毒、白癜风。以疾病特性命名者，如烂疔、湿疮、流注。以范围大小命名者，如小的为疖，大的为痈，较大的为发。以传染性命名者，如疫疔、时毒。

第二节　基本术语

中医外科学是从实践中产生的一门科学，具有独特的理论体系和丰富的临床经验，其基本术语有明显的专科特色与含义。为了便于学习和领会其中的内涵，现将临证中常见的基本术语解释如下。

一、总纲类

疡：有时也称为外疡，是指一切外科疾病的总称。古代称疡科为外科，疡医即外科医生。

疮疡：广义地说，是一切体表外科疾病的总称；狭义地说，是指体表可见的感染性化脓性疾病。

肿疡：指一切体表外科疾病尚未溃破的肿块，包括化脓性与非化脓性。

溃疡：指一切外科疾病中溃破的疮面。

二、疮疡类

痈：痈者，壅也。气血被毒邪壅聚而发于体表皮肉或脏腑之间的化脓性疾病，分为外痈和内痈两大类。外痈是指生长于体表部皮肉之间的急性化脓性炎症，具有局部红肿热痛（少数初起局部皮色不变）的特征，一般范围为6～9厘米。内痈是指生长于脏腑内的脓肿，如肺痈、肠痈。

有头疽：指发生在肌肤之间的化脓性疾病，相当于西医学的痈。初起即有粟米状脓头，红肿热痛，易向深部及周围扩散。溃破之后，状如蜂窝，范围常在9厘米以上，甚至有超过30厘米者。本病多发于背部、项后，以中、老年居多，尤以消渴病者常见，易引起内陷证。

发：病变范围较痈为大，初起在皮肉腠理疏松的部位，突然红肿蔓延成片，灼热疼痛，红肿以中心最为明显，四周较淡，边缘不清，3～5日皮肤湿烂，随即变黑腐溃，或中软不溃，伴见明显的全身症状。

疖：生于皮肤浅表的急性化脓性感染疾患，局部色红灼热疼痛，但突起根浅，肿势局限，大小在3厘米以内，易成脓，易破溃，出脓即愈。

疔：因其形状如粟，根深坚硬，如钉丁之状，故得名。《黄帝内经》曰："膏粱之变，足生大丁。"此丁与疔同，泛指一切体表疮疡发病迅速而危险性较大者。但目前临床上所称的疔多发生在头面、手足等部位，初起局部无头，麻木作痒，继则红肿热痛。头面部疔疮若处理不当有走黄的危险，而手足部疔疮若生于指趾关节，可损筋伤骨，影响功能。

无头疽：发于骨骼及关节间的急性化脓性疾病。因病变部位较深，患部漫肿，皮色不变，疼痛彻骨，难消，难溃，难敛，溃后多损伤筋骨，如附骨疽（化脓性骨髓炎）、环跳疽（化脓性关节炎）。

丹毒：指皮肤间突然发生色红如丹的急性感染性疾病。起病突然，伴有明显的全身症状。局部皮肤焮红肿胀，并迅速向四周蔓延，或间有大小不等的水疱，有时边消退边发展，经治疗后一般在数日内痊愈。相当于西医学的溶血性链球菌引起的急性网状淋巴管炎。

走黄：为疔毒走散入血、内攻脏腑而引起的一种全身性化脓性感染。临床上以颜面部疔疮合并走黄者最为多见。

内陷：凡生疮疡，毒不外泄，反陷入里，客于营血，内传脏腑而引起的全身性化脓性感染。临床上除疔疮毒邪走散入血称为走黄外，其他疮疡引起毒邪内传脏腑者均称为内陷。因以有头疽并发者多见，故又称疽毒内陷，并因其发生在有头疽的各个阶段，又分为火陷、干陷、虚陷。

瘰疬：因其结核累累如串珠状，故称瘰疬。多见于颈项二侧及胸、腋、腹股沟等部位，病变表现为结块呈核状，性质为阴证，初起不红、不肿、不痛，与痨证有关，即西医所称的结核性淋巴结炎。

臁疮：生于小腿下部内外臁的慢性溃疡，是为臁疮。主要发生于小腿下1/3的踝骨上9厘米以内，溃疡日久难敛，或虽经收口，每因劳累破伤而复发，即西医所称的下肢慢性溃疡。

结核：泛指一切皮里膜外浅表部位由不同原因形成的圆形小肿块。多生于四肢或胸腹部，包括临床常见的臀核（急性化脓性疾患引起附近淋巴结肿大称臀核）、皮下囊肿及小的良性肿瘤或恶性肿瘤，如乳中结核。古代文献中所说的结核，均指发生在皮肉间性质不同或不明的肿块，是一种症状，而不是病名，更不是指结核杆菌所致的结核疾患。

三、皮肤病类

疮：疮者，创也。广义的疮也是一切外科疾病的总称。狭义的疮是指皮肤外有形可见的各种损害性疾病的统称，如黄水疮、湿毒疮、水渍疮等。

疳：凡黏膜部发生浅表溃疡，呈凹形有腐肉而脓液不多的称为疳，如发于口腔的称口疳，发于牙龈部的称牙疳，发于龟头黏膜部的称下疳。

斑：凡是形成大片，摊于皮肤之上，斑如锦文，抚之不碍手者为斑，如雀斑、汗斑、黧黑斑等。

疹：《韵会》载："皮外小起也。"《丹溪心法》载："疹，浮小而有头粒者。"由此可见，凡皮肤间起丘疹如针尖大小者，称之为疹，如风疹、瘾疹。

癣：癣者，徙也，言其到处转移，状如苔藓。癣之含义甚广，凡皮肤增厚伴有鳞屑或有渗液、边界清楚的皮肤病，统称为癣，包括多种急慢性皮肤病，如真菌引起的体癣、白癣（银屑病）、牛皮癣（神经性皮炎）、湿癣（湿疹）、干癣（慢性湿疹）、头癣、手癣、足癣等。

疣：长于皮肤上的良性赘生物，又称瘊子，多发于手背及指间，或如黄豆大小，上生多刺，又名刺疣、千日疮。

四、肛门病类

痔：痔者，峙也，有峙突的意思。凡肛门和耳、鼻孔等处，有小肉突起者，皆谓之痔。如生于鼻腔内的称鼻痔（鼻息肉），生于耳道内的称耳痔（耳道息肉），生于肛门齿线上的称内痔。由于痔的发病部位以肛门部较为多见，故归属在肛门病类中解释。

漏：凡溃疡疮孔处流脓，经久淋漓不止，犹如滴漏，故名漏。多发于乳房、颈部、肛门等处。漏，包括瘘管和窦道两种。瘘管是指体表与脏腑之间的病理性管道，具有内口和外口；窦道指深部组织通向体表的病理性盲管，一般只有一个外口。

肛裂：是肛管皮肤全层裂开和反复感染而形成的慢性溃疡性梭形裂口。古代外科专著中没有肛裂病名的记载，对其症状及发病原因等，在《外科心法要诀》中有所提及，如“肛门围绕，折纹破裂，便结者，火燥也”。

肛痈：肛门和直肠周围的急性化脓性炎症。包括肛门周围多种疾病，如生于肛门内外的肛门痈、生于会阴部的悬痈、生于尾骨略上的坐马痈、生于尾脊穴高骨上的鹳口痈等。这些痈疽溃后久不收口，大多形成肛瘘等，故统称为肛痈，即西医学所称的肛门直肠周围脓肿。

五、肿瘤类

瘿：瘿者，缨也，如缨络之状，发于颈部结喉正中之处。局部漫肿或结块，可随吞咽上下活动。中医有五瘿：气瘿、肉瘿、血瘿、筋瘿、石瘿，相当于西医学的甲状腺疾病。

瘤：瘤者，留也。凡瘀血、浊气、痰滞停留于人体组织之中，因其聚而形成结块者，称为瘤。本病随处可生，多发于皮肉筋骨之内。中医有六瘤：气瘤、肉瘤、筋瘤、血瘤、骨瘤、脂瘤。

岩：发于体表的肿块，坚硬如石，形状不规则，状似岩突，破溃后疮口中间凹陷很深，形如岩穴，故名岩。如生于乳房的称乳岩，生于阴茎部的称肾岩（肾茎癌），生于唇部的称唇岩等。岩与癌同，即西医学之恶性肿瘤。

六、其他类

风：风为百病之长，故外科以风命名的疾病很多，病种广泛，包括疮疡、皮肤、口腔、肛门等疾病，如破伤风、麻风、白癜风、鹅掌风、喉风、唇风、肠风等。这些以风取名的疾病的共同特点就是发病多与风邪有关，多为起病较急、发展较快的急性疾患。

毒：邪之凶险者谓之毒，古代将一些病情重且发展快的疾病和有传染性的疾病称之为毒。外科以毒来取名的疾病很多，病种庞杂，包括感染性疾患如委中毒、耳根毒；病毒性的时毒；过敏性疾患，如风毒、湿毒；遗传梅毒称胎毒；痘及麻疹后遗的痘毒、痧毒等。由于以毒取名的疾患不能概括某一性质的疾病，故临床已较少应用。

痰：以痰取名的外科疾病大多发于皮里膜外，肿硬似馒，皮色不变，按之有囊性感，将溃时皮色转为暗红，溃后或出黏液，或脓中夹有败絮样物质。因此，以痰取名的疾病，归纳起来大致相当于西医的两大类疾病：一类是结核性疾病，如流痰（骨关节结核）、肾俞虚痰（腰部冷脓肿）、穿拐痰（踝关节结核）、乳痰（乳房部结核）；一类是腺体性的囊肿性疾病，如痰包（舌下腺囊肿）、痰瘤（颌下腺囊肿）等。

第三章　外科疾病的病因病机

外科的各种疾病大多生于体表，表现为局部病症，但与全身有着密切的联系，即所谓“必先受于内，然后发于外”。任何一种外科疾病都有其不同的致病因素，病因不同，发病机理也不同。因此，了解外科疾病的各种病因病机，掌握外科疾病的发生、发展及其变化规律，对于诊治外科疾病有着十分重要的意义。

第一节　致病因素

中医学的病因学说的特点是“审证求因”，即通过审察病变的各种表现，来推求疾病的病因病机，进行辨证，并指导治疗的中医诊断原则。外科疾病的发生是在各种致病因素的作用下，机体为了恢复生理平衡而产生的一系列症候。因此，掌握好各种致病因素的性质和特点，对于分析不同的外科疾病，指导临床辨证论治具有重要意义。外科疾病的致病因素主要有外感六淫邪毒、感受特殊之毒、外来伤害、情志内伤、饮食不节、房室损伤等。现分述之。

一、外感六淫邪毒

自然界的风、寒、暑、湿、燥、火是随着季节时令变化的六气，其太过或不及均能直接或间接地侵害人体而发生外科疾病。当这种气候变化成为致病因素时就称为六淫邪毒。《外科启玄》云：“天地有六淫之气，乃风、寒、暑、湿、燥、火，人感受之则营气不从，逆于肉理，变生痈肿疔疖。”六淫致病有两方面的因素：一为患者素体虚弱，卫外不固，六淫邪毒乘虚而入，这是个体发病的主要原因，如《内经》所云“正气存内，邪不可干”。二为六淫邪气太盛，邪毒的毒力太强，超过了人体正常的抗病能力。六淫邪毒致病范围相当广泛，它包括现代医学生物性（细菌、病毒、原虫等）、物理性（高热、低热）、化学性（药物刺激）以及抗原抗体反应等多种因素引起的疾病。

六淫邪毒所引起的外科疾病大多具有一定的季节性，如春季多风温、风热，易患热疮、风热疮；夏季多暑热，易生暑疖、暑湿流注；秋季多燥，皮肤易干燥、枯槁；冬季多寒，易患冻疮、脱疽等。其次，六淫邪毒致病与地理环境有关，如北方多风寒，患脱疽、冻疮者多；南方多湿热，患足癣、痱子者多。再者，六淫邪毒致病，可一邪独犯，亦可合邪致病，且以后者多见。另外，六淫邪毒均能化热生火，而外科疾病中以热毒、火毒致病者最为常见，这是六淫邪毒致病的一大特点。

1．风

风为百病之长，善行而数变，故发病迅速。风为阳邪，风盛则燥，风犯肌肤则见各种斑疹、风团，成块成片，或皮肤干燥，遍身奇痒，病变多不滋水，不糜烂，如瘾疹、干癣等。风邪上行，多侵犯人体头面、颈部，在外科多与湿、热相兼而发病，如颈痈、抱头火丹等。风邪病位在上，在表，其肿宣浮，患部皮色或红或不变，痛无定处，走注甚速，常伴恶风、头痛等全身症状。

2．寒

寒性收引凝滞，寒胜则痛，寒邪侵袭人体常可使经络受阻，气血凝滞，血行不畅，易患冻疮、脱疽等病。寒为阴邪，致病一般多为阴证，常侵袭人之筋骨关节。患部多表现为色紫青暗，不红不热，肿势散漫，痛有定处，得暖则减，化脓迟缓，常伴恶寒、四肢不温、小便清长等全身症状。

3．暑

暑为阳邪，乃火热所化，暑多挟湿。盛夏酷暑，蕴蒸肌肤，轻则长痱子，重则长疖肿；汗出过多，易伤津耗气，若汗出不畅，以致暑湿停留，易生痱；复经搔抓，破伤染毒，即可发生暑疖，甚至导致暑湿流注。如暑湿热邪相兼发病，症见患部焮红、肿胀、灼热、糜烂流脓，或伴滋水，或痒或痛，其痛遇冷则减，常伴口渴、胸闷、神疲乏力等全身症状。

4．湿

湿为重浊之邪，以长夏感受者多。湿性下趋，故外科疾病多发于下半身，多与湿邪有关。湿性粘腻，着而难去，为阴邪，多病程较长，难以速愈，或反复发作。湿邪致病，常与风、寒、暑、热相兼为病，但外科疾病中以湿热、暑湿致病多见。如湿热客于肌肤，表现为皮肤起水疱，糜烂、渗出，局部感染后水疱化脓，形成脓疱，伴有灼痛、瘙痒，见于急性湿疹继发感染，脓包疮等。如湿热下注，表现为局部疼痛、肿胀、滋流黄水，甚则焮红疼痛，水疱、溃烂、坏死，疼如汤泼火灼，或有尿频、尿急、尿痛，血尿等，如丹毒、下肢慢性溃疡并发感染、脱疽、淋证等。总之，湿邪致病肿胀明显、沉重如裹，水疱迭现，化热成脓，渗液流滋，瘙痒难忍，常伴纳差、胸闷腹胀、大便稀薄、四肢困倦、舌苔厚腻、脉濡或缓等全身症状。

5．燥

燥邪为病，有凉燥与温燥之别，在外科的发病过程中，以温燥者居多。燥为阳邪，最易伤津耗液，使皮肤失去津液濡养，多致皮肤干燥皲裂，外邪乘机侵袭，易致生痈，或引起手足部疔疮等。燥邪易侵犯手足、皮肤、黏膜等部位，引起患部干燥、枯槁、脱屑等，常伴口干唇燥、咽喉不爽、大便秘结或疼痛皲裂等全身症状。

6．火

火邪属热，为阳盛所生。火邪是外科疾病中最主要的致病因素。火邪是热邪的进一步发展，火热郁久可化毒，热毒势缓，火毒势急。火热蕴于肌肤，可见局部焮红灼热，疼痛，热毒郁久，肉腐成脓，如疔、疖、痈、疽等。故《医宗金鉴》曰："痈疽原是火毒生。"火毒内攻脏腑，症见高热头痛，烦躁不安，苔多黄厚，脉多红数，甚则神昏谵语、痉厥动风，如疔毒"走黄"，疽证"内陷"等。总之，火为阳邪，其病多为阳证，发病迅速，来势猛烈，局部红肿热痛，容易化脓腐烂，或有皮下瘀斑，常伴高热、面红目赤、口渴喜饮、小便短赤、大便干结等全身症状。

二、感受特殊之毒

特殊之毒包括虫毒、蛇毒、疯犬毒、漆毒、药毒、食物毒和疫毒。此外，凡未能找到明确致病的病邪也称为毒，如无名肿毒。外科疾病中，可因虫兽咬伤、感受特殊之毒而发病，如毒蛇咬伤、狂犬病；有因虫螯刺伤后引起的虫咬皮炎；某些人由于禀性不耐，接触生漆后而发漆疮；服用某些药物或食物后可引起一些过敏性皮肤病，如药毒（药物性皮炎）、瘾疹（荨麻疹）等；尚有金刃竹木创伤后所致的疮疡也属毒，如外伤染毒等。有的具有传染性，常伴有疼痛、瘙痒、麻木、发热、口渴、便秘等全身症状。古代医家在长期的医疗实践过程中，观察到某些致病因素不能用六淫毒邪来概括，而另创立了毒邪发病学说，这也是外科病因学的一大发展，为后世提供了辨证施治的依据。

三、情志内伤

情志是指人的内在精神活动，包括喜、怒、忧、思、悲、恐、惊，故又称七情。在一般情况下，属于生理活动的范围，不会致病；若由于长期精神刺激或突然受到剧烈的精神创伤，超过了人体生理活动所能调节的范围，使人体气机紊乱，脏腑阴阳气血失调，会引发外科疾病。如情志不畅，肝气不舒，郁而化火；肝郁伤脾，脾失健运，痰湿内生，以致气郁、火郁、痰湿互结经络，结聚成块，形成瘰疬。又如肝主疏泄，能调节乳汁的分泌与排泄，若产妇精神过度紧张，易致肝胃不和，使乳汁积滞、乳络不畅，以致气血凝滞，经络阻塞，导致乳痈的发生。又如瘿病的发生，多由于忧思恚怒，情志内伤，以致肝脾气逆，脏腑失和而生。至于肿瘤的发病，更与情志内伤有关，朱丹溪认为乳岩是“忧怒郁闷，朝夕积累，脾气消阻，肝气横逆”所致；失荣之病，《医宗金鉴》认为乃“忧思恚怒，气郁血逆与火凝结而成”。由于人的情志活动必须以五脏精气作为物质基础，尤其与肝胆胃三经关系至为密切，故由情志内伤引起的外科疾病，大多发生在乳房、胸胁、颈项两侧等肝胆胃三经循行部位，患处肿胀，或软如馒，或硬如石，常皮色不变，疼痛剧烈，或伴精神抑郁、性情急躁、易怒、喉间梗塞等症状。

四、饮食不节

饮食是人体维持生命活动的重要因素之一，是健康的必要条件。饮食不节可导致外科疾病的发生。过食肥甘厚味、醇酒炙博或辛辣刺激之品，可使脾胃运化功能失调，湿热火毒内生，同时感受外邪就易发生痈、有头疽、疔疮等外科疾病，正如《素问·生气通天论》说：“膏粱之变，足生大丁。”饮食不节、脾胃火毒所致的痈、有头疽、疔疮等病，较单纯由外邪所引起的更为严重，如消渴病合并有头疽。湿热火毒下注肛门则成肛周脓肿和痔疮等疾病，故《素问·生气通天论》说：“因而饱食，筋脉横解，肠澼为痔。”因暴饮暴食或素体脾胃阳虚引起的外科疾病则见食滞肠胃，宿食不化，脘腹饱胀，腹痛，恶心呕吐，嗳腐吞酸，如胃脘痈、肠痈等。饮食不洁，可因虫积腹痛导致蛔厥、肠结。

五、外来伤害

凡跌打损伤、金刃竹木、沸水、火焰、强酸、强碱等一切物理和化学因素都可直接伤害人体，轻则损伤皮肉筋骨，重则脏腑受损、气血所伤。凡外来伤害因素作用于人体后，首先引起损伤部位气血凝滞、邪毒与气血相搏，或成瘀肿，或热胜肉腐而成脓肿。同时也可因外伤而再染毒邪发生破伤风或手足疔疮等。或因损伤后导致筋脉瘀阻，气血运行失常，而发生脱疽等。因外来伤害发病急骤，变化迅速，临床应及时处理。

六、劳伤虚损

劳伤虚损包括房室损伤和劳倦所伤两类，导致脏腑气血受损，阴阳失和而发生疾病。房室伤于肾，由于肾气不足，肾精亏虚，风寒痰浊乘虚而入，阻滞气机，化为痰瘀，结聚骨、关节等处而形成流痰、附骨疽等。若肾阴不足，虚火上炎，灼津为痰，痰火凝结，而生瘰疬，且瘰疬治愈之后，每因体虚而复发，尤以产妇更为多见。肝肾不足，寒湿外侵，凝聚经络，痹塞不通，气血运行不畅可致脱疽。由房室损伤而致的外科疾病，多为慢性疾患，病变可深入骨与关节，虚寒证象多见，患部肿胀不著，不红不热，隐隐酸痛，化脓迟缓；或见阴亏火旺证象，患部皮色暗红，微热，常伴头晕腰酸、神疲乏力、遗精、月经不调等全身症状。此外，劳倦损于脾，元气虚弱，卫气不固，百病丛生，或发外疡，或生瘿瘤，或中气下陷，肛门失摄，或患痔疾、脱肛等症。

以上各种致病因素可以单独致病，也可以几种因素同时致病，且内伤和外感常常相合为病。所以对于外科疾病的致病因素，应该具体分析，分别对待。此外，外科疾病的致病因素与其发病部位有一定的联系。如凡发于人体上部（头面、颈项、上肢）的，多因风温、风热所引起，因为风性上行；凡发于人体中部（胸、腹、腰、背）的，多因气郁、火郁所引起，因为气火多发于中部；凡发于人体下部（臀、腿、胫、足）的，多因寒湿、湿热所引起，因为湿性下趋。所以，临证时对每一种外科疾病的致病因素应结合局部与全身症状进行全面分析，以审清病因，推断病机。

第二节　发病机理

外科疾病的发生与脏腑、气血、经络等都有着密切的联系，其发病机理主要是邪正盛衰、气血凝滞、经络阻塞、脏腑功能失调。

一、邪正盛衰

外科疾病与其他任何疾病一样，正气不足是疾病发生的内在依据，邪气入侵是疾病发生的重要条件。一般情况下，脏腑功能正常，气血充盛、卫气卫外功能固密，即使人体感受六淫邪毒或情志内伤，也不一定发病；反之，人体正气虚弱，卫外不固，抗邪无力，则邪气乘虚而入。当邪气侵袭人体时，正气就抵御邪气，若正气充盛，抗邪有力，则病邪难以侵袭人体；若邪气偏胜，正气相对不足，邪盛正衰，破坏了气血的正常运行，使局部气血凝滞，或阻于肌肤，或留于筋骨，或致脏腑失和，即可发生外科疾病。一般来说，邪实正盛，外科疾病均表现为阳证、实证，发展顺利，预后较好；正气不足则表现为阴证、虚证；正虚邪恋或正虚邪实则容易逆变，预后不良。在邪正斗争过程中，可产生一系列的全身症状，如形寒、发热、头昏、头痛、骨节酸楚、食欲不振、大便秘结、小便短赤、苔或白或黄、脉或紧或数，甚则出现烦躁不安、神昏谵语、苔黄糙或灰腻、舌质红绛、脉洪数或弦数等。邪正斗争不但决定疾病“邪气盛则实，精气夺则虚”的特性，而且直接影响着疾病的预后和转归。

二、气血凝滞

气血在经脉中循环周流，相辅而行，内养脏腑，外濡肌肤以维持生命活动，抵御外邪侵袭。如若外科疾病的各种致病因素侵袭人体，客于肌肤，则这种生理平衡被打破，引起经络阻塞而发生气血凝滞，瘀滞的气血不循脉道，则阻于肌肤、筋骨而发生各种外科疾病。外科疾病的发生和发展，随着病理过程的发展和变化而呈现动态变化。当致病因素造成局部气血凝滞，通过治疗，祛除致病因素，使气血运行恢复正常，则使外科疾病得以消散吸收而痊愈。如果局部气血凝滞进一步发展，郁而化热，致使热胜肉腐，血肉腐败而为脓。当脓肿形成后，如治疗得当，及时切开引流，或人体正气不衰，抗病能力尚强，脓肿自行溃破，脓液畅泄，毒从外解，气血凝滞得以解除，形成溃疡后，脓腐渐除，新肉生长，最后疮口愈合。

外科疾病的发生与否，与人体的气血盛衰有着密切的关系。气血旺盛者不易受邪发病，反之，则易于发病。气血的盛衰直接关系着外科疮疡的起发、破溃、收口等，对整个病程的长短有一定的影响。一般来说，如气血充足，外科疮疡不仅易于起发、破溃，而且易于生肌长肉而愈合；如气不足者则难以起发、破溃，血不足者则难以生肌收口，甚至气血不足者无力抗邪托毒，毒不能随脓出而解，易发生邪毒内陷，侵入营血，内攻脏腑，引起危重证候的发生，故治疗外科疾病必须考虑患者气血盛衰的情况，常用补益托毒之剂，通过补益气血而扶正托毒外出，促使疾病早日康复。可见气血的盛衰，与外科疾病的治疗和预后都有着密切关系。

三、经络阻塞

局部经络阻塞是外科疾病的发病机理之一，人身“最虚之处，便是容邪之地”，身体经络的局部虚弱也能成为外科疾病的发病条件，如外伤瘀阻后形成瘀血流注；局部损伤后易为毒邪侵犯而发生痈肿，头皮外伤血肿后常可导致油风的发生等。经络具有运行气血、沟通内外、联络人体各个组织器官的作用，同时它也是传导毒邪的通路。体表的毒邪，由外传里，内攻脏腑；脏腑的内在病变，由里出表，外达体表，都是通过经络的传导而形成的。此外，十二经脉气血的盛衰与外科疾病的发生、发展有着重要的联系。如《外科启玄》所说：“手少阳三焦经，手少阴心经，手太阴肺经，足少阳胆经，足少阴肾经，足太阴脾经，此六经皆多气少血，凡有疮疡，最难收口；如手厥阴心胞经，手少阳小肠经，足太阳膀胱经，足厥阴肝经，此四经皆多血少气，凡有疮疡宜托里；手阳明大肠经，足阳明胃经，此二经气血俱多。”在临床治疗上，《外科大成》提出：“气多者行其气，血多者破其血，气少者难于起发，补托之，血少者难于收敛，滋养之。”由此可见，经络与外科的发病也有着密切的联系。

四、脏腑功能失调

人体作为一个统一的有机体，因此，外科疾病虽然绝大多数发于体表的某一部位，但与脏腑有着一定的联系。如脏腑功能失调，可以导致疮疡的发生。正如《外科启玄》说：“凡疮疡，皆由五脏不和、六腑壅滞，则令经脉不通而所生焉。”《素问·至真要大论》说：“诸痛痒疮，皆属于心。”因心主火，火毒炽盛则可发生疔毒、疮疡等外科疾病。“诸湿肿满，皆属于脾。”脾属土，喜燥恶湿，如脾失健运，水湿停滞，外溢皮肤可为渗出、糜烂、疮疡滋水淋漓，在部分疮疡和皮肤病中较为多见。“诸寒收引，皆属于肾。”肾阳不足，命门火衰，则易感寒邪，寒邪外迫，凝滞经脉，则出现肢冷、畏寒等现象，从而引起脱疽、冻疮等疾病的发生；肠胃湿热蕴蒸，可发为痤疮；肺肾两亏，可发生瘰疬、流痰。可见，外科疾病的发生与脏腑功能失调有一定关系。

脏腑的功能失调可以反映于体表，而体表的毒邪通过经络的传导对脏腑功能也有一定的影响。如有头疽、颜面部疔疮、疫疔、毒蛇咬伤等可因热毒、疫毒、蛇毒的毒邪炽盛，或因体虚正不胜邪，而使毒邪走散，内攻脏腑。如毒邪攻心，蒙蔽心包，扰乱神明，则出现神昏谵语；若毒邪犯肺可见咳嗽、胸痛、痰血等许多危重证状，而成走黄、内陷之证。其他如古代医家总结的判断外科疾病预后的“五善”“七恶”等，都说明了脏腑的受害与否，可作为判断外科疾病预后好坏的一个重要依据。

综上所述，外科疾病的发生、发展、变化的过程与气血、脏腑、经络的关系极其密切。外科疾病总的机理即是在致病因素的作用下，引起局部的气血凝滞，营气不从，经络阻塞，以及脏腑功能失调等，但概括而言，都脱离不了阴阳失衡这一病机总纲。阴阳平衡失调是疾病发生、发展的根本原因。气血、脏腑、经络均寓于阴阳之中，如气为阳，血为阴；腑属阳，脏属阴。经络之中又有阳经、阴经之分，它们相互依存、相互制约和相互转化。由于各种致病因素破坏了这种关系，造成了阴阳的平衡失调，就可能导致外科疾病的发生。因此，在“审证求因”过程中只有抓住八纲辨证中的总纲才不致有误，同时在治疗过程中也要把调理阴阳作为治疗外科疾病总的治疗原则。

第四章　中医外科疾病辨病与辨证

第一节　辨病与辨证

中医外科疾患都是以病命名的，如《疡科心得集·疡证总论》云：“凡治痈肿，先辨虚实阴阳……又当辨其是疖、是痈、是疽、是发、是疔。”外科疾病的诊疗特点是辨病与辨证相结合，并且往往先辨病，后辨证。所谓辨病，就是认识和掌握疾病的现象、本质及其变化规律。任何疾病都有一定的临床特点，其发病原因、病机变化与转归、预后也都有一定的规律可循。如局部红肿热痛是阳证疮疡的共同特征，而痈是局部光软无头，结块范围多为6~9厘米，易脓，易溃，易敛，一般不会造成陷证；有头疽初起即在肿块上有粟米状脓头，疮面渐渐腐烂，形似蜂窝，范围常超过9厘米，难脓，难溃，常可合并内陷。肉瘿与石瘿均为瘿，但前者是良性肿瘤，后者是恶性肿瘤，其转归预后绝然不同，必须及早分明。所以，在外科领域中，辨病尤为重要。因此，临床应先辨病，明确诊断，但同一疾病在发病不同阶段，或由于患者的个体差异，其临床症状迥异，治法也不相同，故在辨病基础上尚需结合辨证。

中医学特别重视辨证，只有通过辨证，才能把握疾病的本质，抓住动态变化中的相对静止，进而指导临床施治。辨证即在中医基础理论指导下，运用望、闻、问、切四诊来收集与疾病有关的临床资料并加以思考、推理和判断，进而对其病变的病因病位、病变机理、功能状态及演变趋势等作出综合性的评定，从而得出一个证的概念。外科疾病多有局部症状及体征，因此辨证不仅要辨全身症状，还要辨局部症状。如流痰发病缓慢，局部不红不热，化脓也迟，溃后脓稀薄如痰，不易收口，以阳证阴证来辨属阴证疮疡。但结合全身症状来辨，病的后期，如见日渐消瘦，精神委顿，面色无华，形体畏寒，心悸，失眠，自汗，舌淡红，苔薄白，脉细或虚大者，属气血两亏证；如见午后潮热，夜间盗汗，口燥咽干，食欲减退，或咳嗽，痰中带血，舌红少苔，脉细数者，属阴虚火旺证。又如脱疽，根据疾病发展和临床表现特点，临床上常分为寒湿阻络证、血脉瘀阻证、湿热毒盛证、热毒伤阴证和气血两虚证。因此，掌握好辨病的意义和原则，准确应用辨证的方法，对于外科医生来说是非常重要的。

第二节　中医外科疾病四诊应用

望、闻、问、切四诊是中医诊断疾病的重要手段，是辨病与辨证是否正确的先决条件。四诊的内容虽有不同，但彼此之间是相互联系而不可分割的，临床运用时必须四诊合参，进行综合分析，才能对疾病作出正确的诊断和辨证。

一、望诊

望诊是医生运用视觉观察患者的局部表现和全身情况的一种诊察病情的方法，包括望局部病变、望精神、望形态、望舌等内容。

（一）望局部病变

局部病变是外科患者必具备的临床症状，也是望诊的重点。某些疾病有其好发部位，如疔疮多发于颜面手足，冻疮好发于暴露部位或四肢末端，蛇串疮常发于胁肋部，白疕好发于头皮、四肢伸侧。疮疡之病，未溃者称肿疡，已溃者称溃疡。临床所见，凡肿疡局部病变色红者，多为热证；白者，多为寒证；青紫色者，多为血瘀；黑色者，多为坏死。岩性溃疡，多呈菜花样突起，或基底部见珍珠样结节，或如岩穴，渗流血水。臁疮溃疡边缘硬突，起“缸口”，周围皮肤乌黑。瘰疬的疮口呈现空腔或瘘管流脓渗液，久不愈合。如阳证溃疡未脓而突然疮陷色暗，是走黄、内陷的征象；阴证溃疡疮色紫暗，则为难愈、难敛的征象。

（二）望精神

望精神，即观察患者的精神状态，可以判断脏腑、阴阳、气血盛衰和病情轻重及预后的情况。如《外科秘录》曰：“疮疡形容憔悴，精神昏短……死兆也。”又曰：“疮疡奇痛奇疼而有神气，此生之机也。”凡精神振作，目光明亮，反应灵敏，形容自如，呼吸均匀，神采奕奕为有神，虽病而正气未衰，气血充足，脏腑功能良好，无论新病久疾，皆属佳兆；凡精神萎靡，目光黯然，迟钝缓慢，形容憔悴，呼吸急促或不均匀，是正气已衰，气血衰弱，脏腑功能失常之象，是谓失神，不论急慢性疾病，均属凶险。若神识昏糊不清，烦躁不安，为邪入营分、毒传心包的表现，多见于疔疮走黄、有头疽内陷。

（三）望形态

望形态，即观察患者的外形体态及动静姿势，以预知疾病的内在变化。如肥胖者每易聚湿生痰，而瘦人阴虚多火而津少，所谓“肥胖者多痰，瘦者多火”。若患者跛行或步履维艰者，多为下肢筋骨关节有病，如环跳疽、下肢丹毒等；驼背者，多为脊椎有病。若颈项强硬，转动困难者，提示颈项部有病变，如有头疽、颈痈。若患者以手托下颌，而呈颈缩俯形之态，多为颈椎流痰。女性手托乳房缓慢而行者，多为乳痈。四肢抽搐、角弓反张，是为破伤风。总之，形态异常能提示病变的所在，有助于诊断。

（四）望舌

望舌即舌诊，通过观察舌象以了解机体生理功能和病理变化的一种诊察方法。望舌的内容主要包括观察舌质、舌苔和舌的形态三方面的变化。舌为心之苗，又为脾之外候，苔为胃气的反映，因此舌象的各种变化可以测知脏腑气血的虚实、病邪的深浅、津液的盈亏。如舌尖红为心火上炎，多见于头面部疔疮及丹毒患者；红而起刺者属热极，红而干燥者属热盛阴伤，舌绛为邪热深入营分，多见于疔疮走黄、有头疽内陷。舌质淡白，多为气血不足；舌淡白而胖，多属阳虚，常见于疮疡溃后脓出过多的患者，或为慢性消耗性疾病，如流痰。舌胖嫩而舌边有齿痕，多属气虚、阳虚，系统性红蝴蝶疮后期或应用大剂量激素之后，常能见到此种舌质形态。舌光如镜，舌质红绛，伴有口糜，为病久阴伤胃虚，或应用大剂量抗生素之后也能见到此种舌质。疮疡初期有表证者多有白苔。热盛时舌尖边红而有白厚干苔；舌苔白嫩而滑，属里虚寒证，多见脱疽；青紫舌，多属瘀血征象，常见于瘀血流注。黄苔均为热象，疮疡在化脓阶段多见此苔；舌苔黄燥而起干刺或中有裂纹，为热极伤阴，多见于疔毒走黄或内陷证。腻苔，多为湿重的征象，白腻为寒湿，黄腻为湿热。黑苔有寒热之分，热者是苔黑而燥，为热极化火，津液难复，表示病情已至危候；寒者是苔黑而不燥裂，舌质亦滑而不紫赤，为阳虚寒极，命门火衰，黑色上泛所致。

二、闻诊

闻诊包括听声音和嗅气味两方面。听声音是指诊察患者的语言、呼吸、呕吐、呃逆等各种声响；嗅气味是指嗅患者分泌物的气味，如脓液、痰涕等。

（一）听声音

1. 语言

患者语音的强弱可以反映人体正气的盛衰，一般来说，声音高亢、烦躁多动者多属实证、热证；语音低微，少言而沉默者多属虚证、寒证。患者谵语、狂言，多为疮疡热毒走黄或内陷的证候之一。呻吟呼号，为疮疡毒势鸱张或酿脓阶段，或溃烂时出现剧烈疼痛的表现，常见于指疔、脱疽毒盛期、岩症晚期等。其他如烂疔疮面有捻发音；胸膜部疮疡透膜者，可有气泡破碎音等。

2. 呼吸

正常情况下，外科疾病一般不会影响患者肺的呼吸功能，只有危重病症影响到全身气血、阴阳、脏腑功能的时候，才会出现异常呼吸。例如：气粗喘急，在外痈中多是毒邪内陷传肺之险证；在内痈中多为肠结、胃肠穿孔等腹胀过度的表现。气息低促，是正气不足的虚脱现象，多见于久病之人，如岩症晚期等。若急性病患者，由气粗喘息转为气息低微，为正气已伤，病情更趋危重。

3. 呕吐、呃逆

多由病邪犯胃，胃气上逆所致。同一疾病的不同阶段出现呕吐、呃逆，其发生原因也截然不同，如肿疡初起，呃声高亢有力，呕吐物酸臭秽浊，多为热毒炽盛；溃疡后期，呃声低沉无力，呕吐物清稀，夹有食物，无酸臭气味，多为胃气虚寒。若岩症晚期而见呃逆，为胃气已绝，预后不良。

（二）嗅气味

嗅气味，主要包括嗅病体的气味、分泌物和排泄物气味。疮疡溃后无特殊气味者多为顺症，容易愈合；如脓液腥臭秽浊，则病在深里，较难愈合。如肛门周围脓肿，溃脓臭秽，多成瘘管。儿童头部糜烂结有黄痂，伴有鼠尿臭者是头癣。小腿部腐烂坏死，有浅棕色混浊稀薄脓液，并有恶臭气味者，可能是气性坏疽。其他如已损骨之化脓性指头炎、皮脂腺囊肿感染等，其脓液及分泌物也多带有臭秽。

三、问诊

问诊是通过询问患者或陪诊者，以了解疾病的发生、发展、诊治经过和目前的症状。问诊的顺序是，首先问患者最痛苦的症状，然后了解其发病日期、治疗经过和目前状况，掌握病情是否被控制。问诊是医生诊断疾病的重要手段之一，问诊的技巧常能体现医生对疾病知识掌握的深度和广度。有目的的问诊不仅可作为辨证施治的依据，而且可以帮助医生在临床上进行有针对性的检查。外科疾病虽然有形可见，但对痛、痒等自觉症状必须通过问诊，从患者叙述中得知。具体问诊内容如下：

（一）问寒热

形寒发热是机体邪正斗争的反应，外科疾病如有寒热，则标志着病邪鸱盛。疮疡初起，多有恶寒发热，是营卫不和，经络阻塞，疮毒焮发所致。中期酿脓阶段，则高热不退，肿痛日增。疮疡破溃，毒随脓泄，则身热自退，肿消痛减；若脓泄而发热不退，是为毒邪未去，正不胜邪，或为毒邪流窜。若疮疡高热而突发寒战，甚至一日多次，多为毒邪走黄或内陷。疮疡阴证，初起一般不发热，中期可有低热，后期则往来潮热，如流痰、瘰疬等。

（二）问汗液

汗为心液，是阳气蒸化津液，出于体表而成。疮疡汗出而热退者，是为邪从汗出，有消散的可能，如汗出而热不退者，是为邪盛，往往有酿脓之可能。疮疡兼自汗，多为气血不足。大汗、身热、口渴、腹痛、脉洪大为里热实证。先寒战，后汗出，为“战汗”，乃邪正交争，是病情的转折点。气息急促，肢冷而大汗者，谨防虚脱。

（三）问饮食

疮疡患者，纳食有味者病轻，预后佳。病久而不思纳食，为脾胃衰败，病情重。渴喜引饮，多为热重；渴不多饮，多为湿重。疮疡恶心不欲食，为邪犯胃腑；如伴有高热寒战，多为热毒内陷之证；过服苦寒清热药，亦可损伤胃气而致食欲不振。此外，瘾疹常与食海鱼、虾、蟹等有关。

（四）问二便

二便通畅，乃属佳兆。疮疡便秘而尿黄赤，为火毒湿热内盛的表现；如大便溏薄，小便清长，为寒湿内蕴的表现。大便长期秘结，便时疼痛，便后带血色，鲜，多为内痔、肛裂之症。儿童腹部阵痛，而有血性黏液便者，多为肠结（肠梗阻）。柏油样便，多为上消化道出血。大便形状变细，次数增多，有里急后重、排便不尽感，粪便内有血、脓、黏液，并有特殊臭味，为锁肛痔的症状。

（五）问病因或诱因

疾病的发生多有病因可寻。例如：因感受疫疠、特殊之毒，每易发生疫疔；因受针尖、竹木或鱼骨刺伤，易发生手足疔疮；乳房结块经久不散者，多为情志所伤；因接触漆器，而禀性不耐者，易发生漆疮；因服用某些药物，而禀性不耐者，可发生药毒。

（六）问旧病

如既往患过肺结核者，对骨关节结核、淋巴结核的诊断有所帮助。如糖尿病者并发痈、有头疽、疔疮、疖等疮疡疾病，一般病情较重，顽固难愈，治疗较困难。如肝肾功能不佳者，应谨慎使用砒霜制剂、黄药子等。

（七）问职业

皮肤病常与职业有关。如渔民、机器制造工人、染匠，常发生皲裂疮；畜牧业或皮毛制革等工作者，易发生疫疔；长期站立工作者，易发生下肢静脉曲张。

（八）问女性月经

外科内服药，多为活血行气通络之品，有碍于女性妊娠、月经，临证时应审慎，同时应注意有些外科疾病与月经有直接关系，如乳癖，常伴月经不调，且在经前出现乳房胀痛、肿块增大，经后胀痛消失或减轻，肿块缩小。有些瘾疹常在月经前数日开始出现风团，并随月经的干净而消失，且常伴有痛经或月经不调。

（九）问家族

如麻风、疥疮、头癣等，可由家人相互传染而来。乳癖、乳岩、胃肠道恶性肿瘤、红蝴蝶疮、白疕等外科疾病可能与家族的遗传因素有关。

（十）问不洁性交

梅毒、淋病、尖锐湿疣多由不洁性交引起。

四、切诊

切诊包括脉诊（切脉）和触诊两个方面。

（一）脉诊

人体的脉象变化可以反映体内脏腑、气血的变化。外科疾病的发生、发展与脏腑功能、气血盛衰有密切的关系。通过切脉可以了解病变的深浅、邪气的盛衰以及正气的强弱，从而掌握病情的变化，故脉诊是外科重要的诊断方法之一。外科疾病的脉象所反映的意义往往与内科不同，更应重视。在此，仅将与外科有关的常见的脉象归纳分述于下：

1．浮脉

肿疡脉浮有力，为风寒、风热在表，或风热客于上焦；脉浮无力，为气血不足。溃疡脉浮，则为病势蔓延或有续发的可能；浮而无力，则为正气耗散，易生变证。

2．沉脉

肿疡脉沉，是邪气深闭，病在深部，为寒凝络道、气血壅塞，如附骨疽、流痰等病；溃疡脉沉，为毒邪尚存于内，正气无力驱邪外出。

3．迟脉

肿疡脉迟，多为寒邪内蕴，气血亏虚；溃疡脉迟，多是脓毒已泄，邪去正衰。

4．数脉

肿疡脉数，为热邪蕴结，其势正盛，或为酿脓；溃疡脉数，为热邪未净，毒邪未化，正气已衰，预后较差。若溃疡脓出，脉洪数大者，为邪盛正衰，此为重证。

5．滑脉

肿疡脉滑而数，为热盛，为有痰，或为酿脓；溃疡脉滑而大，为热邪未退，或痰多气虚。

6．涩脉

肿疡脉涩，为实邪壅塞，气血凝滞；溃疡脉涩，为阴血不足。

7．大脉

肿疡脉大，为邪盛正实；溃疡脉大，为邪盛病进，其毒难化。

8．小脉

肿疡脉见细小，为正不胜邪；溃疡脉细而小，多属气血两虚。

9．弦脉

肿疡脉弦为气血不和，痰饮郁结，主痛；溃疡脉弦而数，则属邪毒鸱张未减，气血已虚，为逆证。剧烈腹痛者，脉多弦紧。

10．细脉

肿疡脉细，为正不胜邪，属逆；溃疡毒气大泄，脉细而有神，为顺证。若细而弱，则为阴血不足，疮口难敛。

以上所述为临床常见的脉象，可以单见，也可兼见。如浮数互见属表热证，沉迟互见属里寒证。浮、数、滑、大为阳脉，多属热、属实、属阳；沉、迟、涩、小为阴脉，多属寒、属虚、属阴。一般热、实、阳证易愈，寒、虚、阴证难治。切脉时还须辨明有力与无力，方可得出正确的诊断。清代陈士铎说："有余之脉，宜现于未溃之先，而不宜现于已溃之后；不足之脉，宜现于已溃之后，而不宜现于未溃之先。"一般来说，外科疾病在未溃之时，正是邪盛的时候，应该见有余之脉；已溃之后，邪去正衰，应该见不足之脉，这是正常的现象。若未溃时见不足之脉，如虚、弱、细、缓等脉，则为气血衰弱，毒深邪盛；已溃之后见有余之脉，如实、洪、弦、紧等脉，则为邪盛气滞难化，均为不正常的现象。若外科疾病在肿疡或溃疡之时，见到结、代之脉，属气血衰弱，寒痰瘀血凝滞，为不良现象；若在痛极之时，偶尔出现结、代之脉，则不一定是坏象。不论肿疡、溃疡，若见散、促之脉，为气血衰竭，脏腑之气将绝，且病邪尚在进展，预后多不良。

总之，脉诊是四诊中重要的诊断方法之一，但必须与望、闻、问三诊合参，才能全面了解病情，深入分析疾病的病因，确定疾病的性质，从而得出正确的诊断，指导具体的治疗。如遇到脉证不符的情况，有时要舍证从脉，有时要舍脉从证。疮疡后期已见腐脱新生，而脉结代或散促，属正气内竭，预后恐有凶变，不能因局部无凶象而等闲视之，这是舍证从脉；又如痈疽初起，偶见脉伏，伏脉本凶，但其症状不重，全身情况良好者，则非危象，此伏脉是正被邪遏，一时所见，预后仍佳，这是舍脉从证。

（二）触诊

触诊是医生通过触摸病变的局部，以了解局部冷热、润燥、软硬、压痛、肿块以及功能障碍等病理变化而进行的一种诊断方法。外科疾病大多在体表有形可见，触诊的应用范围非常广泛，因此通过触诊检查可以确定疾病的性质。

1．疮疡局部触诊

如触及明显肿块，界限分明，高肿，灼热疼痛，多为阳证、实证；如触之无明显肿块，或肿块界限不清，平塌漫肿，不热或发凉，重按隐痛或不痛，或喜按者，多为阴证、虚证。疮疡按之坚硬而无应指者为无脓，按之如鼓而应指者为有脓。

2．肿瘤局部触诊

如触及肿块高低不平，坚硬如石，推之不移，表面与皮肤粘连，多属岩性肿块，常见的有乳岩、失荣、石瘿等病；如肿块表面光滑，硬而不坚，或质软如棉，或按之有囊性感，根脚活动，不与皮肤粘连者，多为良性肿瘤之肿块或为瘿，常见的有肉瘿、乳核、气瘤、脂瘤等病；如肿块柔软，按之能暂时消失，放手后即回复，或按压肿块处有明显搏动感，为血瘤。

3．腹部触诊

一般虚痛喜按，实痛拒按，有固定不移的压痛点往往表示疾病所在的位置，如肠痈于右下腹部有固定压痛点。如腹内触及包块，则可能是蛔虫性肠梗阻或为肿瘤。肛肠指检对肛门直肠部疾病的诊断具有重要意义。

4．循经络压痛点触诊

脏腑有病，循其所属或有关经络的循行部位，常可触及压痛点或硬结、条索状物。如胃穿孔、胃扩张，可在足三里穴下二寸及梁丘穴下有反应点；肠梗阻、肠穿孔，可在温溜穴及养老穴下有反应点；肠痈在阑尾穴下有反应点；胰腺炎在地机穴下有反应点。这些触诊不仅可以协助某些疾病的诊断，还可在该处穴位进行针灸治疗，效果明显。

第三节　辨阴证阳证

外科疾病的发生，是由于人体在各种致病因素作用下，阴阳平衡失调的结果，外科疾病虽然种类繁多，症状复杂，但总的来说，不外乎阴证和阳证。因此，阴阳辨证是一切外科疾病的辨证总纲。如《疡医大全》：“凡诊视痈疽，施治必须先审阴阳，乃医道之纲领。阴阳无谬，治焉有善。医道虽繁，可以一言蔽之者，曰阴阳而已。”现将辨别阴证、阳证的主要内容概括如下：

1. 发病缓急

急性发作的病属阳；慢性发作的病属阴。

2. 病位深浅

病发于皮肉的属阳；发于筋骨的属阴。

3. 皮肤颜色

红活焮赤的属阳；紫暗或皮色不变的属阴。

4. 皮肤温度

灼热的属阳；不热或微热的属阴。

5. 肿形高度

肿胀形势高起的属阳；平坦下陷的属阴。

6. 肿胀范围

肿胀局限，根脚收束的属阳；肿胀范围不局限，根脚散漫的属阴。

7. 肿块硬度

肿块软硬适度，溃后渐消的属阳；坚硬如石，或柔软如棉的属阴。

8. 疼痛感觉

疼痛比较剧烈的属阳；不痛、隐痛、酸痛或抽痛的属阴。

9. 脓液稀稠

溃后脓液稠厚的属阳；稀薄或纯血水的属阴。

10. 病程长短

阳证的病程较短；阴证的病程较长。

11. 全身症状

阳证初起常伴有形寒发热、口渴、纳呆、大便秘结、小便短赤等症状，溃后症状逐渐消失；阴证初起一般无明显症状。酿脓期常有骨蒸潮热、颧红，或面色㿠白、神疲、自汗、盗汗等症状，溃脓后更甚。

12. 预后顺逆

阳证易消，易溃，易敛，预后多顺（良好）；阴证难消，难溃，难敛，预后多逆（不良）。

以上从阴阳两个方面列举了外科疾病的一些特点，但阴阳辨证大多数只局限于疮疡病。因此，在辨证过程中，不要拘泥于一点，要对全身与局部症状进行综合分析，才能够辨清疾病的阴阳属性。例如，化脓性乳腺炎，因病位较深，开始时多似阴证，实则阳证。又如深部肌肉脓肿，开始的时候，局部色白、漫肿、隐痛，极其像阴证，其实化脓很快，脓质稠厚，溃后易收口，伴有急性热病的全身症状，也属阳证。此外，由于外科疾病的症状表现复杂多样，而且病情又在不断发展和变化，所以一个病所表现的症状，往往是许多症状综合在一起，表现为阴中有阳，阳中有阴，而并不表现出单纯的阳证或阴证。如流注发热、疼痛等症属于阳，但在局部表现又是皮色如常，漫肿无头，似又属于阴；又如脱疽局部症状色白或轻紫，皮温降低属于阴，但其剧烈疼痛又属于阳，这些疾病在临床上常可见到。还有一些疾病的症状表现介于阴阳之间，即半阴半阳证，如瘰疬痛而不甚剧烈，低热、局部表现微热微红，在分析这类疾病时，就不能简单地判断为属阴或属阳，而应该注意到半阴半阳证的可能。因此，疾病的阴阳属性不是固定不变的，往往会随着病情的变化而转化。在辨阴证阳证的过程中，不能被一时的表面现象所迷惑，要掌握疾病的全部过程，以动态的眼光去辨别病情。只有这样，才能作出正确的辨证，实施有效的治法。

第四节　局部辨证

外科疾患最显著的特征就在于有局部病灶，一般有着比较明显的外在表现，主要包括肿、痛、痒、脓、麻木以及皮肤病的各种损害。外科辨证虽多从局部病变入手，以局部表现为重点，但也绝不可孤立地以局部症状为依据，只有从整体观念出发，局部与全身辨证相结合，外在表现与五脏六腑病变相结合，辨证求因，全面分辨疾病的性质，综合起来进行辨证，抓住引起这些证候的主要因素，为治疗提供依据。

一、辨肿

人的气血循经脉周流不息，倘有壅滞则生肿痛。《内经》：“营气不从，逆于肉里，乃生痈肿。”临床上常根据肿势的缓急、形态、部位、色泽以及伴随症状，判断疾病的性质和轻重。由于患者体质强弱与致病原因的不同，肿的症状亦有所差异。

（一）辨肿的外形

1．局限性

红肿高突，根围收束，不甚平坦，多为实证、阳证。

2．弥漫性

肿势平坦，散漫不聚，边界不清，阳证见之，为邪甚毒势不聚；阴证见之，为气血不充。

3．全身性

疮疡溃后而见头面、手足虚浮，为脓出过多，病久气血大耗，脾阳不振所致。根据肿的外形，还可判断预后。一般来说，凡病发在皮肤浅表、肌肉之间，肿势高突而带焮红，发病较快，并有易脓、易溃、易敛的特点；若病发在筋骨、关节之间，肿势平坦而皮色不变，发病较缓，并有难脓、难溃、难敛的特点。若脓肿未溃时，高肿转为平塌，鲜红转为暗红无光，多是危象。

（二）辨肿的成因

1. 火

肿而色红，皮薄光泽，焮热疼痛，肿势急剧，多见于阳证疮疡。

2. 寒

肿而不硬，皮色不泽，不红不热，常伴有酸痛，遇暖则舒。

3. 风

发病急骤，漫肿宣浮，或游走不定，不红微热，轻微疼痛。

4. 湿

肿而皮肉重垂胀急，深则按之如烂棉不起，浅则水亮如水疱，搔破流黄水，浸淫皮肤。

5. 痰

肿势或软如棉、馒，或硬如结核，不红不热。

6. 气

肿势皮宽内软，不红不热，常随喜怒消长。

7. 郁结

肿势坚硬如石，或边缘有棱角，形如岩突，不红不热。

8. 瘀血

肿而胀急，色初暗褐，后转青紫，逐渐变黄消退。

（三）辨肿的部位和色泽

由于发病部位的局部组织有疏松和致密的不同，肿的情况也有差异，如病发于手掌、足底等处，因病处组织较疏，肿势易于蔓延，其肿处每较他处为大而明显；手指部因组织致密，故局部肿势不甚，但其疼痛剧烈；大腿部由于肌肉丰厚，肿势虽甚，但外观不明显，在检查时需与健侧相对比，才能得出正确结论。一般浅表的疮疡肿而色泽鲜红；而病患在深部的疮疡，则以皮色不变者居多，乃至脓熟亦仅透红一点。如疔疮、有头疽等病，在未溃脓时，由红肿色鲜转向暗红而无光泽，由高肿转为平塌下陷，这是邪毒走黄或内陷之危象。

二、辨痛

痛是多种因素导致营卫不和、经络阻塞的表现。《内经知要》："痛则不通，通则不痛。"痛是外科疾病最常见的自觉症状，疼痛增剧与减轻常为病势进展与消退的标志。由于患者邪正盛衰与痛的原因不一，发病部位的深浅不同，疼痛的发作情况也有所不同，因此了解和掌握疼痛的情况，必须从下列方面加以辨别。

（一）辨疼痛的成因

1．热

痛而灼热焮红，痛势遇热加剧，遇冷则减。

2．寒

皮色不红，不热，痛势轻微或微有酸痛，遇温则缓。

3．风

痛无定处，忽彼忽此，走注甚速。

4．气

游走不定，攻痛无常，时感抽掣，每发作则刺痛难忍。

5．化脓

肿势急胀，痛无止时，如有鸡啄，按之中软应指。

6．瘀血

初起隐痛，微胀，微热，皮色暗褐，继则皮色青紫而胀痛。

7．邪实

疮疡成脓前拒按，按之痛剧，溃后痛仍不减。

8．正虚

成脓时按之不甚痛，而在溃后痛反增加。

（二）辨疼痛的发作情况

1．卒痛

突然发作，疼痛急剧，多见于急性疾患。

2．持续痛

痛无休止，持续不减，多见于阳证未溃时。痛势缓和，持续较久，多见于阴证初起。

3．阵发痛

时轻时重，时痛时停，多见于胆道、胃肠等寄生虫疾病。

（三）辨疼痛的性质

1．刺痛

痛如针刺，病变多在皮肤，如蛇串疮等。

2．灼痛

痛而有灼热感，病变多在肌肤，如疖、有头疽、颜面疔疮、丹毒等。

3．裂痛

撕裂样疼痛，病变多在皮肉，如肛裂、手足皲裂较深者。

4．钝痛

疼痛滞钝，病变多在骨与关节间，如流痰、附骨疽转入慢性阶段者。

5．酸痛

疼痛伴有酸楚感，病变多在关节，如流痰、系统性红斑狼疮等。

6．抽掣痛

牵掣作痛，并放射传导至邻近部位，如乳岩、石瘿、失荣的晚期。

7．啄痛

痛如鸡啄，并伴有节律性跳痛，病变在肌肉，多在阳证疮疡化脓阶段，如手部疔疮、乳痈等。

（四）辨疼痛与肿

（1）先肿后痛者，其病浅在肌肤，如颈部化脓性淋巴结炎。

（2）先痛后肿者，其病深在筋骨，如化脓性骨髓炎。

（3）痛发数处，同时肿胀并起，或先后相继者，为流注。

（4）肿势蔓延而痛在一处的，是毒已渐聚；肿势散漫而无处不痛的，是毒邪四散，其势方张。

（5）肿块坚硬如石不移，不痛或微痛，日久逐渐肿胀时觉掣痛者，常为岩。

三、辨痒

痒是皮肉间气血不畅而致不适的感觉，或由血虚风燥阻于皮肤，肤失濡养而成。痒是皮肤病的一个主要自觉症状，在疮疡的肿疡、溃疡过程中亦有发生。由于致痒的原因很多，病变的过程也不尽不同，所以痒的情况也各不相同。

（一）辨痒的成因

1．风胜

多由风邪客于皮肤所致，走窜无定，遍体作痒，抓破血溢，随破随收，不致化腐，多为干性。如牛皮癣、瘾疹等。

2．湿胜

浸淫四窜，黄水淋漓，最易腐溃，滋水所到，多致传染蔓延。如急性湿疹、脓疱疮等。

3．热胜

皮肤焮红灼热作痒，或只发于暴露部位，或遍布全身，甚则糜烂、滋水淋漓，结痂成片，多不传染。如接触性皮炎。

4．虫淫

浸淫蔓延，黄水频流，状如虫行皮中，其痒尤甚，最易传染。如手足癣、疥疮等。

5. 血虚

皮肤变厚、干燥、脱屑、作痒，很少糜烂滋水。如慢性湿疮、银屑病、牛皮癣等慢性皮肤病。

（二）辨痒的病变过程

1. 肿疡作痒

一般较为少见，如有头疽、疔疮初起，局部肿势平坦，根脚散漫，脓犹未化之时，可有作痒的感觉，这是毒势炽盛，病变有发展的趋势。特别是疫疔，只痒不痛，而病情更为严重。又如乳痈等，经治疗后局部根脚收束，肿痛已减，余块未消之时，也有痒的感觉，这是毒势已衰，气血通畅，病变有消散之趋势。

2. 溃疡作痒

如痈疽溃后，肿痛渐消，忽然患部感觉灼热奇痒，常由于脓区不洁，脓液浸渍皮肤，护理不善所致；或因应用汞剂、砒剂、敷贴膏药等引起皮肤过敏所致。如溃疡经治疗后，引流已畅，四周余肿未消之时，或腐肉已脱、新肌新生之际，而皮肉间感觉微微作痒，这是毒邪渐化，气血渐充，助养新肉，将要收口的佳象。

四、辨脓

脓因皮肉之间热胜肉腐蒸酿而成，由气血所化生，是肿疡在不能消散的阶段所出现的主要症状。《内经》载："热盛则肉腐，肉腐则成脓。"疮疡的出脓是正气载毒外出的结果，因为脓液是已腐败的物质，流于体内，气血必受损耗。因此，疮疡在局部辨脓的有无时至关重要。如何判断有脓、无脓和观察脓的性质以辨别正邪的盛衰、病情的顺逆，临床上多依据以下几个方面：

（一）辨脓的有无

1. 有脓

凡疮疡肿块由硬变软，逐渐收束高起，按之灼热痛甚，指端重按一处其痛更甚，指起即复（即应指），脉数者，为脓已成。

2. 无脓

疮疡肿块坚硬，按之微热，痛势不甚，肿块仍硬，指起不复（不应指），脉不数者，为脓未成。

（二）辨脓的操作方法

1. 按触法

把两手食指的指端轻放于脓肿患部，相隔适当的距离，然后以一手指端稍用力反复按压，另一手指端即有一种波动的感觉，这种波动感称为应指；经左右相互交替试验，若应指明显者为有脓。在检查时注意两手指端应放于相对应的位置，并且在上下左右四处互相垂直的方向检查。若脓肿范围较小，则用左手拇指、食指两指固定于脓肿的两侧，以右手的食指按压脓肿中央，如有应指为有脓。

2. 透光法

适用于指（趾）甲下脓肿的辨脓。医生用左手遮着患指（趾），同时用右手把手电筒放在患指（趾）下面，对准患指（趾）照射，然后注意观察指（趾）部上面，如见深黑色的阴影为有脓，如尚未化脓时，则见清晰潮红。

3. 点压法

手指（趾）部的脓肿在脓液很少的情况下，可用点压法检查，简单易行。用大头针尾或火柴头等小的圆钝物，在感染区域轻轻点压，如有局限性的剧痛点，显示已有脓肿形成，而剧痛的压痛点即脓肿部位。

4. 穿刺法

深部疮疡，当脓已成而脓液不多，用按触法辨脓有困难时，可采用注射器穿刺抽脓方法。这种方法不仅可以辨别脓的有无，而且可以采集脓液标本。在操作时必须注意严格消毒，以及穿刺部位进针的深度等。

5. B超

B超的特点是操作简单、无损伤，可比较准确地确定脓肿部位，并协助判断脓肿的大小，从而能引导穿刺或切开排脓，一般多用于内脏脓肿的探查。

需要强调的是，上述各种辨脓的方法各有其最佳的适应证，均有其优点和不足，临床上辨脓之有无，最好几种方法相结合，方可准确辨出。此外，在辨别脓的有无时，应结合不同疾病的病程来判定。如痈化脓一般为7日，手足疔疮约10日，流痰需6个月至1年以上。如果抗生素治疗后肿块不能消散者，化脓的时间则可延迟。

（三）辨脓的部位深浅

辨脓的部位深浅，为切开引流进刀深浅的重要依据。若深浅不辨，浅者深开，则损伤正常组织，增加患者痛苦；深者浅开，则达不到引流目的。

1. 浅部

肿块高突坚硬，中有软陷，皮薄灼热焮红，轻按便痛而应指。

2. 深部

肿块散漫坚硬，按之隐隐软陷，皮厚，不热或微热，不红或微红，重按方痛而应指。

（四）辨脓的形质、色泽和气味

1. 脓的形质

脓液为气血所化生，宜稠厚而不宜稀薄。脓稠厚者，为元气充实；淡薄者，为元气已衰。如先出黄色稠厚脓液，次出黄稠滋水，为将敛佳象。如脓由稠厚转为稀薄，为体质渐衰，一时难敛。如脓由稀薄转为稠厚，体虚渐复，此为收敛之象。如脓成日久不溃，一旦溃破，脓质稀薄如水，但其色不晦，其气不臭，未为败象。如脓稀似粉浆污水，或夹有败絮状物质，而色晦腥臭者，为气血衰竭，是属败象。

2．脓的色泽

宜明净不宜污浊。如脓出黄白质稠，色泽鲜明，为气血充足之佳象。如黄浊质稠，色泽不洁，为气火有余，尚属顺证。如黄白质稀，色泽洁净，气血虽虚，未为败象。如脓色绿黑稀薄，为蓄毒日久，有损筋伤骨的可能。如脓中夹有瘀血，色紫成块者，为血络损伤。若脓色如姜汁，则每多兼有黄疸，病势较重。

3．脓的气味

一般略带腥味，脓液稠厚，大多是顺证；脓液腥秽恶臭的，其质必薄，大多是逆证，而且常是穿膜损骨之征。

（五）辨肿块

肿块是指体内或体外新生的肿物，是外科疾病中很常见的一种表现。遇到肿块，要辨清其位置、大小、形态、质地、活动度、边界、疼痛等。

1．位置

发生在体表的肿物，要辨清在皮、在肉、在筋、在脉、在骨。如果其表面的皮肤不能捏起的，说明该肿块在皮内，如皮脂腺囊肿、汗腺瘤、基底细胞瘤等；肿块在皮下滑动者，常见于体表的一些良性肿瘤，如脂肪瘤、甲状腺瘤、乳腺纤维腺瘤等；肿块随肌肉肌腱伸缩而移动的，见于腱鞘囊肿；按之柔软似棉，压缩性较大，可见于海绵状血管瘤；触之固定不移，推之不动，与皮肤无粘连者，见于骨瘤、骨疣等。发于腹部者，收紧腹部肌肉后，肿块反而明显的，为腹壁肿块；不明显的，表示肿块位于腹内。

2．大小

一般以厘米为测量单位，测量其大小记录肿块变化，可作为观察治疗效果的客观依据。以前以实物比喻，如黄豆、花生、大枣、核桃、鸡蛋等大小，如要准确测量肿块的大小则要依靠影像学的检查。

3．形态

常见的肿块形态特征有扁平、扁圆、圆球、卵圆、索条状、分叶状及不规则形态等。表面是否光滑可协助判断其性质。良性肿瘤因其有完整包膜，触诊时多表面光滑；而恶性肿瘤多无包膜，所以表面多粗糙，高低不平，且形状不一。

4. 质地

从肿块质地的软硬可判断其不同性质。如骨瘤或恶性肿瘤质地坚硬如石；脂肪瘤则柔软如馒；囊性肿块按之柔软，但有时候囊性疾病伴有囊内出血时，触诊也很硬。

5. 活动度

根据肿块的活动度可以确定肿块的位置或性质。总的原则是良性的肿块活动好，恶性的活动差。但有的肿块不活动或活动差，却不一定是恶性的，如皮样囊肿，镶嵌在颅骨上，致使颅骨凹陷，推之难移。

6. 边界

一般认为非炎症性、良性肿块多界限清楚，而恶性肿块呈浸润性生长，与周围组织融合，其界限常不明显。炎性肿块或良性肿块合并感染，或良性肿块发生恶性转变时，均可由边界清楚演变为边界不清，应注意区分。

7. 疼痛

一般肿块多无疼痛，恶性肿块初期也很少疼痛。只有当肿块合并感染，或良性肿瘤出现挤压症状，或恶性肿瘤中、后期出现破溃或压迫周围组织时，可有不同程度的疼痛。

五、辨麻木

麻木是感觉迟钝或缺失的结果，多因气血不运或毒邪炽盛，以致经脉阻塞而成。疔疮、有头疽坚肿色褐，麻木不知痒痛，并伴有较重的全身症状，是为毒邪炽盛，常易走黄或内陷。而麻风、脱疽早期患部麻木，是为气血不运，脉络阻塞。可见同是麻木，由于病因不同，表现各异，因而产生麻木的病机也就不一样。

六、辨溃疡

溃疡多由肿疡溃破形成。因疾病性质不同，正气强弱有异，溃疡的形态和色泽也不同。辨溃疡的形色，对疾病的诊断和预后判定都有帮助。

1. 辨溃疡的色泽

阳证溃疡，疮面脓液稠厚黄白，色泽红活鲜润，腐肉易脱，新肉易生，疮口易敛，局部知觉正常；阴证溃疡，脓液清稀，或时流血水，疮面色泽灰暗，腐肉不脱，或新肉不生，疮久难敛，疮面不知痛痒。如疮顶突然陷黑无脓，四周皮肤暗红，肿势扩散，多为疔疮走黄之象。如疮面腐肉已尽，而脓水灰薄，新肉不生，状如镜面，光白板亮，为虚陷之证。如疮面污浊不清，腐肉不易脱落，四周紫暗，疮面上方青筋暴露，或动脉搏动消失，或患部肤温减低，多为气血凝滞所致。

2．辨溃疡的形态

手指部疔疮，溃后肿胀不消，状如蛇头，脓水臭秽，每多损骨。岩性溃疡，疮面多呈菜花或如岩穴，有的在溃疡底部见有珍珠样结节，内有紫黑坏死组织，渗流血水。瘰疬之溃疡，疮口呈空腔或伴有瘘管，疮面肉色不鲜，脓水清稀，并夹有败絮状物。附骨疽、流痰之溃疡，疮口呈凹陷形，四周皮肤紫黑，常伴瘘管形成，收口十分缓慢。麻风溃疡呈穿凿形，不知疼痛，常可深及骨部。梅毒性溃疡，边缘如刀削斧凿，垂直向下，或略微内凹，基底高低不平。

第五节　部位辨证

部位辨证，又称外科三焦辨证，是指按外科疾病发生的上、中、下部位进行辨证的方法。外科疾病的发生部位不外乎上部、中部、下部。

一、上部辨证

人体上部包括头面、颈项以及上肢。该处多由风温、风热所致病，发病来势迅速，局部红肿宣浮，忽起忽消，根脚收束，肿势高突，疼痛剧烈，溃破则浓稠而黄，伴有发热恶风，头晕头痛，口干咽痛，舌红苔薄黄，脉浮数等全身症状。常见于头面部的疔、疖、痈，皮肤的斑秃、脓疱疮，颈部的痈、有头疽，上肢的疖、疔等疾病。

二、中部辨证

人体中部包括胸、腹、腰、背，是脏腑所居之处，也是十二经络所过的部位，是人体气机升降出入的枢纽，也是气血化生、运行、转化的部位。该处发病多与脏腑功能失调有关，如情志内伤可致气机郁滞，郁久化热生火；或饮食不节、气血郁阻、痰湿凝滞而致脏腑功能失和。发病前有情志不畅的刺激史，或素有性格郁闷，中部发病的症状较为复杂，表现轻重不一，常见的临床表现为呕恶上逆，胸胁胀痛，腹痛，腹胀痞满，纳食不化，便秘溲赤等。常见的疾病有乳房肿物、腋疽、协疽、背疽、急腹症、带状疱疹及各种肿瘤。

三、下部辨证

人体下部指臀部、前后阴、腿、胫、足。湿性趋下，故该处发病多夹湿邪，或为湿热，或为寒湿，起病缓慢，但缠绵难愈，容易反复发作。常见的临床表现为患处沉重不爽，二便不利，或肿胀如绵，或红肿流滋，或疮面紫暗、腐肉不脱、新肉不生。常见的疾病有脱疽、股肿、子痈、子痰、水疝、臁疮等。

第五章　治　法

外科疾病的治疗方法，分内治法与外治法两大类。内治法的基本原则是从整体观念出发，进行辨证施治，许多治疗原则及方药与内科的大体相同，但是外科在长期的医疗实践中因所治病症不同也形成了许多不同于内科的治疗方法，如内治法中的透脓法、托毒法，外治法中的外用药物、手术疗法和其他疗法等，都是外科所独有的。在具体应用时，要根据患者的具体情况来确定具体的治疗法则。一般来说，临床上轻浅小恙或某些皮肤疾患，可以单用药物外治法获效，某些病症必须施行手术，但大部分外科疾病都是需要内、外治并重才能获得满意的治疗效果。

第一节　内治法

内治法主要是指通过药物内服而治病的方法。中医内治的方法非常丰富，分类方法也多，一般的做法是依据方药的功效而分类。结合中医外科临床，药物内治法通行可分为解表法、清热法、通里法、温通法、祛痰法、理湿法、行气法、和营法、补益法、养胃法十大类。就疮疡来说，古代医家总结有消、托、补三大内治法。以下简述通行各法，疮疡消、托、补三大法则归入疮疡章分述。

一、解表法

解表法是指用解表发汗的药物，使邪从汗解的治疗方法。正如《黄帝内经》所说“汗之则疮已”之意，即通过发汗开泄腠理，使壅阻于皮肤血脉之间的毒邪随汗而解。具体应用时，当分辨风热、风寒，法分辛凉解表与辛温解表。

【常用方剂】辛凉解表方，如牛蒡解肌汤、银翘散；辛温解表方，如荆防败毒散、桂枝汤等。

【常用药物】辛凉解表药，如薄荷、桑叶、蝉蜕、牛蒡子、连翘等；辛温解表药，如荆芥、防风、麻黄、桂枝、生姜等。

【适应证】辛凉解表用于外感风热证，疮疡焮红肿痛，或咽喉疼痛，或皮肤间出现急性泛发性皮损，皮疹色红，伴有恶寒轻，发热重，汗少，口渴，小便黄，苔薄黄，脉浮数者，如颈痈、乳痈、瘾疹（风热型）等。辛温解表用于外感风寒证，疮疡肿痛酸楚，或皮肤间出现急性泛发性皮损，皮疹色白，或皮肤麻木，伴有恶寒重，发热轻，无汗，头痛，身痛，口不渴，苔白，脉浮紧者，如瘾疹（风寒型）。

【注意点】疮疡溃后，日久不敛，体质虚弱者，即使有表证存在，也不宜发汗太过，否则汗出过多，体质更虚，易引起痉厥、亡阳之变。故《伤寒论·辨太阳病脉证并治》云："疮家，身虽疼痛，不可发汗，汗出则痉。"

二、清热法

清热法是指用寒凉的药物，使内蕴之热毒得以清解的治疗方法。在具体运用时，必须分清热之盛衰、火之虚实。实火，宜清热解毒。热在气分者，当清热泻火；邪入营血者，当清热凉血；阴虚火旺者，当养阴清热。

【常用方剂】清热解毒方，如五味消毒饮；清热泻火方，如黄连解毒汤；清热凉血方，如犀角地黄汤、清营汤；养阴清热方，如知柏地黄丸；清骨蒸潮热方，如清骨散。

【常用药物】清热解毒药，如蒲公英、紫花地丁、金银花、野菊花等；清热泻火药，如黄连、黄芩、山栀、石膏、知母等；清热凉血药，如水牛角、鲜生地、丹皮、赤芍、紫草、大青叶等；养阴清热药，如生地、玄参、麦冬、龟板、知母等；清骨蒸潮热药，如地骨皮、青蒿、鳖甲、银柴胡等。

【适应证】清热解毒法适用于红肿热痛，发病急剧，毒邪证情较重的阳证，如疮疡中的疔疮、痈、有头疽等。清热泻火法适用于灼热肿痛，火邪证情明显的阳证，如颈痈、流注、附骨疽、接触性皮炎、脓疱疮等，伴发热，口渴，喜冷引饮，大便燥结，小便短赤，苔薄黄或黄腻，脉数或滑数等。临床上清热解毒法与清热泻火法有时不能截然分开，常合并应用。清热凉血法适用于焮红灼热、血热证情明显的外科疾病，如烂疔、发、大面积烧伤，皮肤病出现红斑、瘀点、灼热，如丹毒、红蝴蝶疮、血热型白疕，可伴有高热，口渴不喜饮，舌红，苔黄腻，脉弦数或弦滑数等。以上三法在热毒炽盛时可同时运用。若热毒内传而见烦躁不安，神昏谵语，舌红绛，苔焦黑而干，脉洪数或细数，如疔疮走黄、有头疽内陷，又当加清心开窍法，常用方药为安宫牛黄丸或紫雪丹。养阴清热法用于阴虚火旺的慢性病证，如红斑狼疮，或走黄、内陷后阴伤有热者。清骨蒸潮热法用于瘰疬、流痰等虚热不退的病证。

【注意点】应用清热药切勿太过，必须兼顾胃气，如过用苦寒，势必损伤胃气，而致嗳气、反酸、便溏、纳呆等症状。在疮疡溃后体质虚弱者更应注意，过用寒凉易影响疮口愈合。

三、通里法

通里法是指用泻下药物使蓄积在脏腑内部的毒邪得以疏通排出，从而达到除积导滞、逐瘀散结、泻热定痛、邪去毒消的目的的治疗方法。通里法又分为攻下（寒下）和润下两法。

【常用方剂】攻下法，如大承气汤、凉膈散、内疏黄连汤；润下法，如润肠汤。

【常用药物】攻下药，如大黄、枳实、槟榔、芒硝、番泻叶等；润下药，如瓜蒌仁、火麻仁、郁李仁、蜂蜜等。

【适应证】攻下法用于表证已罢，热毒入腑，内结不散。如外科疾病的阳热实证，焮红高肿，疼痛剧烈，皮肤病皮损焮红灼热，伴口干饮冷，壮热烦躁，呕恶便秘，苔黄腻或黄糙，脉沉数有力者。润下法用于阴虚肠燥便秘。如疮疡、肛肠病、皮肤病等阴虚火旺，胃肠津液不足，口干食少，大便秘结，脘腹痞胀，苔黄腻或薄黄，舌干红，脉细数者。

【注意点】运用通里攻下法时，必须严格掌握适应证，年老体衰、女性妊娠或月经期更宜慎用。使用时应中病即止，不宜过剂，否则会损耗正气，尤其在化脓阶段，过下之后，正气一虚，则脓腐难透，疮势不能起发，反使病情恶化。若用之不当，可损伤肠胃，耗伤正气，易使毒邪内陷。

四、温通法

温通法是指用温阳散寒、通经活络的药物，使阴寒凝滞之邪得以消散的治疗方法。这是寒证的主要治疗方法。临床运用时，分温经通阳、散寒化痰和温经散寒、祛风化湿两法。

【常用方剂】温经通阳、散寒化痰方，如阳和汤；温经散寒、祛风化湿方，如独活寄生汤。

【常用药物】温经通阳、散寒化痰药，如附子、肉桂、干姜、桂枝、麻黄、白芥子等；温经散寒、祛风化湿药，如细辛、桂枝、生姜、羌活、独活、桑寄生、秦艽等。

【适应证】温经通阳、散寒化痰法，适用于体质虚寒痰阻于筋骨，出现患处隐隐酸痛，漫肿不显，不红不热，口不作渴，形体恶寒，小便清利，苔白，脉迟等内寒现象者，如流痰、脱疽等。温经散寒、祛风化湿法，适用于体虚风寒湿邪袭于筋骨，出现患处酸痛麻木，漫肿，不红不热，恶寒重，发热轻，苔白腻，脉迟紧等外寒现象者。

【注意点】阴虚有热者不可施用本法，因温燥之药能助火劫阴，若应用不当，会造成其他变证。临床上应用温通法多配以补气养血、活血通络之品以提高疗效。

五、祛痰法

祛痰法是指用咸寒化痰散结的药物，达到消肿散结、软坚化痰的目的，使因痰凝聚之肿块得以消散的治疗方法。一般来说，痰不是疮疡发病的主要原因，而是多种致病因素所引起的一种病理产物，多因外感六淫，或内伤情志，以及体质虚弱等，使气机阻滞凝聚而成。因此，祛痰法在临床运用时，大多是针对不同病因，配合其他治法，才能达到化痰、消肿、软坚的目的。临床上一般有疏风化痰、解郁化痰、软坚化痰等法。

【常用方剂】疏风化痰方，如牛蒡解肌汤合二陈汤；解郁化痰方，如逍遥散合二陈汤；软坚化痰方，如海藻玉壶汤。

【常用药物】疏风化痰药，如牛蒡子、薄荷、夏枯草、陈皮、半夏、杏仁等；解郁化痰药，如柴胡、川楝子、郁金、海藻、昆布、贝母、香附、白芥子等；软坚化痰药，如海藻、昆布、浮海石等。

【适应证】疏风化痰法，适用于风热夹痰的病症，如颈痈结块肿痛；解郁化痰法，适用于气郁夹痰的病症，如瘰疬、乳癖、肉瘿等；软坚化痰法，适用于痰凝血瘀的病证，如肉瘿、石瘿、瘤等。

【注意点】因痰所致的外科病，每与气滞、火热相合，故慎用温化之品，以免助火生热。临床应用可根据病变部位经络脏腑之所属而随经用药，如病在颈项腮颐加疏肝清火之品；病在乳房加清泻胃热之品。

六、理湿法

理湿法是指用化湿、淡渗、燥湿的药物以祛除湿邪的治疗方法。外科疾病中由湿邪而致者，多夹热，其次夹风、夹寒。因此，理湿法很少单独使用，多结合清热、祛风、散寒等法应用。

【常用方剂】清热利湿方，如二妙丸、萆薢渗湿汤、五神汤、龙胆泻肝汤等；祛风除湿方，如豨莶丸。

【常用药物】化湿药，如藿香、佩兰、砂仁等；燥湿药，如苍术、厚朴、半夏、陈皮等；淡渗利湿药，如萆薢、滑石、薏苡仁、茯苓、车前草等；祛风湿药，如地肤子、豨莶草、威灵仙等。

【适应证】外科疾病兼有身体倦怠、脘腹胀闷、胃纳不振、口甘多涎、大便溏薄，舌苔白腻者，用化湿法；苔厚腻者，用燥湿法，或化湿燥湿合用。下肢疮疡，皮肤病有糜烂渗液者，多用利湿法。清热利湿法，适用于湿热并见之证，如湿疮、接触性皮炎、臁疮等肌肤焮红作痒，滋水淋漓者，用二妙丸、萆薢渗湿汤；患处灼热肿痛，热重于湿，如委中毒、附骨疽等，可选用五神汤；若病变在肝经部位，且因湿热引起的乳发、脐痈、囊痈、蛇串疮等病，则宜清泻肝火湿热，可用龙胆泻肝汤。祛风除湿法，适用于风湿袭于肌表之病，如白癜风，可用豨莶丸。

【注意点】湿为粘腻之邪，易聚难化，常与热、风、寒、暑等邪相合而发病，故治疗时必须同时应用清热、祛风、散寒、清暑等法。理湿药过用每能伤阴，故阴虚、津液亏损者宜慎用或不用。

七、行气法

行气法是指用疏肝理气的药物，使气机条达、气血调和而肿块消散、疼痛减轻的治疗方法。因气为血帅，气行则血行，气滞则血凝，故行气之时，多与活血药配合使用；又气郁则水湿不行、聚而成痰，故行气药多与化痰药合用。

【常用方剂】逍遥散，清肝解郁汤。

【常用药物】柴胡、香附、青皮、陈皮、木香、乌药、金铃子、延胡索等。

【适用证】病因气机郁滞所致者，肿块坚硬，不红不热，或肿势皮紧内软，随喜怒而消长，如气瘿、乳癖、乳岩等病。

【注意点】行气药多香燥辛温，易耗气伤阴，故气虚、阴虚或火盛的患者慎用。此外，行气法在临床上常与祛痰、和营等法配合使用。

八、和营法

和营法是指用调和营血的药物，使经络疏通，血脉调和流畅，从而达到疮疡肿消痛止的治疗方法。疮疡的形成虽与多种致病因素有关，但其病理多因“营气不从，逆于肉里”而成，故和营法在外科内治法中应用广泛。此外，和营活血法也是治疗皮肤病的一种主要方法。

【常用方剂】桃红四物汤，活血化坚汤。

【常用药物】桃仁、红花、当归、赤芍、丹参、川芎、泽兰等。

【适应证】凡有瘀血见症如舌质紫暗，有瘀斑、瘀点，腹腔肿块和局部瘀血者，皆可用之。皮肤病中凡有瘀血见症，如皮肤结节、赘生物（疣、瘤等）、肿块，以及局部皮肤肥厚、硬化性皮损等亦可应用。

【注意点】和营法在临床上常需与其他治法合并应用。若有寒邪者，宜与祛寒药同用；血虚者，宜与养血药同用；痰、气、瘀互结为患，宜与理气化痰药同用。和营祛瘀的药品，性多温热，所以火毒炽盛的疾病慎用，以防助火；对气血亏损者，破血药也不宜过用，以免伤血。

九、补益法

补益法是指用补虚扶正的药物，使体内气血充足，消除各种虚弱现象的治疗方法。补益法分为益气、养血、滋阴、温阳四法。在疮疡病后期，常用于恢复人体正气，助养新肉生长，促进疮口早日愈合。

【常用方剂】益气方，如四君子汤；养血方，如四物汤；滋阴方，如六味地黄丸；温阳方，如肾气丸、右归丸。

【常用药物】益气药，如党参、黄芪、白术、茯苓；养血药，如当归、熟地、白芍、鸡血藤；滋阴药，如生地、玄参、麦冬、女贞子、旱莲草、玉竹；温阳药，如附子、肉桂、仙茅、淫羊藿、巴戟肉、鹿角片等。

【适应证】凡有气虚、血虚、阳虚、阴虚症状者，均可用补法，适用于疮疡中后期、皮肤病等。凡有气血不足及阴阳虚损者，若肿疡疮形平塌散漫，顶不高突，成脓迟缓，溃疡日久不敛，脓水清稀，神疲乏力者，可用补益气血法；若呼吸气短，语声低微，疲乏无力，自汗，饮食不振，舌淡苔少，脉虚无力者，宜以补气为主；若面色苍白或萎黄，唇色淡白，头晕眼花，心悸失眠，手足发麻，脉细无力者，宜以补血为主；若皮肤病皮损出现干燥、脱屑、肥厚、粗糙、皲裂，苔藓样变，毛发干枯脱落，伴有头晕眼花、面色苍白等全身症状者，宜养血润燥；疮疡或皮肤病等症见口干咽燥，耳鸣目眩，手足心热，午后潮热，形体消瘦，舌红少苔，脉细数者，宜以滋阴法治之；疮疡肿形散漫，不易酝脓腐溃，溃后肉色灰暗，新肉难生，舌淡，苔薄，脉微细，宜以温阳法治之。此外，乳房病或皮肤病中兼冲任不调者，宜用补肾法以调冲任。

【注意点】疾病有气虚或血虚、阴虚或阳虚，也有气血两虚、阴阳互伤者，应用补法时宜以见不足者补之为原则。如肛门病中小儿、老年人的脱肛，属气虚下陷，可用补中益气汤以补气升提；如失血过多者，每能伤气，气虚更无以摄血，故必须气血双补；又如孤阴不生，独阳不长，故温阳法中每佐一二味滋阴之品，滋阴法中常用一二味温阳药。此外，一般阳证溃后多不用补法，如需应用，也多以清热养阴醒胃为法，当确显虚象之时方加补益之品。补益法若用于毒邪炽盛，正气未衰之时，不仅无益，反有助邪之弊。若火毒未清而见虚象者，当以清理为主，佐以补益之品，切忌大补。若元气虽虚，胃纳不振者，应先以健脾醒胃为主，尔后再进补。

十、养胃法

养胃法是指用调补脾胃的药物，使脾胃健运、纳谷旺盛，从而促进气血生化的治疗方法。疮疡溃后脓血大泄，必须靠水谷之营养，以助气血恢复，加速疮口愈合；若胃纳不振，则生化乏源，气血不充，溃后难敛。养胃法在具体运用时，分理脾和胃、和胃化浊及清养胃阴等法。

【常用方剂】 理脾和胃方，如异功散；和胃化浊方，如二陈汤；清养胃阴方，如益胃汤。

【常用药物】 理脾和胃药，如党参、白术、茯苓、陈皮、砂仁等；和胃化浊药，如陈皮、茯苓、半夏、厚朴、竹茹、谷芽、麦芽等；清养胃阴药，如沙参、麦冬、玉竹、生地、天花粉等。

【适应证】 理脾和胃法，用于脾胃虚弱，运化失职，如溃疡兼纳呆食少，大便溏薄，舌淡，苔薄，脉濡等症；和胃化浊法，适用于湿浊中阻，胃失和降，如疔疮或有头疽溃后，症见胸闷泛恶，食欲不振，苔薄黄腻，脉濡滑者；清养胃阴法，适用于胃阴不足，如疔疮走黄、有头疽内陷、大面积烧伤等见口干少液而不喜饮，胃纳不香，或伴口糜、舌光红、脉细数者。

【注意点】 理脾和胃、和胃化浊两法的运用，适应证中均有胃纳不佳之症，但理脾和胃法适用于脾虚而运化失常，和胃化浊法适用于湿浊中阻而运化失常，区分的要点在于腻苔之厚薄、舌质淡与不淡，以及有无便溏、胸闷、呕恶之症。而清养胃阴法，重点在于抓住舌光质红之症。如果三法用之不当，则更增胃浊或更伤其阴。

由于外科疾病的病情变化错综复杂，以上十法均各有其适应证，在具体运用时应根据全身和局部情况，根据病情的变化和发展，抓住主要矛盾，力争精确辨证选方用药，以取得满意治疗效果。

第二节　外治法

外治法是指运用药物、手术或配合一定的器械等，直接作用于患者体表某部或病变部位而达到治疗目的的治疗方法。外治法是与内治法相对而言的治疗法则，是中医辨证施治的另一种体现。《理瀹骈文》云："外治之理，即内治之理，外治之药，即内治之药，所异者法耳。"外治法虽然与内治法不同，但其使用药物与临床思维的原则应该是一致的，同样都要进行辨证施治。

中医外科常用的外治法可分为药物外治法、手术疗法和其他疗法三大类。

各种疗法有其不同的适应证，具体应用时要根据疾病不同的情况，选择适宜的治疗方法。现代中医外科临床上以药物外治法最为常用而具特色与优势。

（一）药物外治法

药物外治法是根据疾病所在的不同部位，以及病程发展变化所需，将药物制成不同的剂型施用于患处，使药力直达病所，从而达到治疗目的的一种方法。

药物外治法常用的剂型有膏药、油膏、油剂、糊剂、鲜草药、散剂、酊剂、混悬剂、溶液等。

1. 膏药（硬膏）

膏药古称薄贴，俗称药肉。膏药是按配方将若干药物浸于植物油中煎熬，去渣存油，加入黄丹再煎，利用黄丹在高热下发生物理变化凝结而成的黑色树脂样制剂。也有不用煎熬，经捣烂后再用竹签将药肉摊在纸或布上而成的膏药制剂。现在许多传统膏药已制成胶布型膏药。

【常用药物】太乙膏、千锤膏、阳和解凝膏、咬头膏。

【适应证】一般适用于疮疡性疾病。由于膏药方剂的组成不同，药物有温凉之异，应用时应注意各药的适应证。

太乙膏性偏清凉，可消肿、清火、解毒、生肌。适用于阳证肿疡、溃疡。

千锤膏性偏寒凉，可消肿、解毒、提脓、祛腐、止痛。适用于红肿热痛明显之阳证疮疡。

阳和解凝膏性偏温热，有温经和阳、祛风散寒、调气活血、化痰通络之功效。一般适用于疮形不红不热、漫肿无头之阴证疮疡未溃者。

咬头膏能蚀破疮头，一般适用于肿疡脓成，不能自破，又不愿接受手术切开排脓者。

【用法】使用前须加温软化，趁热敷贴患部。薄型膏药多适用于溃疡，宜于勤换；厚型膏药多适用于肿疡，宜于少换，一般 3 ~5 日调换 1 次。

【注意点】膏药敷贴后，有时会引起皮肤焮红，或起丘疹、水疱，瘙痒异常，甚则溃烂等现象，是因药物致皮肤过敏而引起，古文献称之为膏药风。；或溃疡脓水过多，由于膏药不能吸收脓水，淹渍疮口，浸淫皮肤而引起湿疮。凡见此等情况，可以改用油膏或其他药物。此外，膏药不可去之过早，以免疮面受伤溃破；或使创面形成红色瘢痕，不易消退，有损美观。

2. 油膏（软膏）

传统油膏是以动物油脂、植物油脂、凡士林、蜂蜡等油脂性物质为基质，与配方药物煎熬或捣匀成膏的制剂，相对于硬膏而称软膏。现代制作的油膏则多是将药物研成细末或提取液体或有效成分，与凡士林等基质配成的半固体状膏状制剂，或加入乳化剂制成的称为乳膏。乳膏具有柔软、滑润、无板硬黏着不舒等优点。现代临床常用乳膏代替油膏。

【常用药物】 金黄膏、玉露膏、冲和膏、回阳玉龙膏、生肌玉红膏、红油膏、生肌白玉膏、疯油膏、青黛散油膏、消痔膏、硫黄乳膏等。

【适应证】 一般适用于肿疡、溃疡，皮肤病有渗液不多、结痂、皲裂、苔藓样变的皮损。

金黄膏、玉露膏有清热解毒、消肿止痛、散瘀化痰的作用，适用于阳证肿疡。金黄膏长于除湿化痰，对肿而有结块，尤其是急性炎症控制后形成的慢性迁延性炎症更为适宜；玉露膏性偏寒凉，对焮红灼热明显、肿势散漫者效果较佳。

冲和膏能活血止痛、疏风止寒、消肿软坚，适用于疮疡半阴半阳证。

回阳玉龙膏能温经散寒、活血化瘀，适用于阴证疮疡。

生肌玉红膏能活血祛腐、解毒止痛、润肤生肌收口，适用于一切溃疡腐肉未脱、新肉未生之时，或日久不能收口者。

红油膏能防腐生肌，适用于体表溃疡。

生肌白玉膏能润肤生肌收敛，适用于溃疡腐肉已净、疮口不敛者，以及乳头皲裂、肛裂等病。

疯油膏能润燥、杀虫、止痒，适用于神经性皮炎、慢性湿疹、皲裂等。

青黛散油膏能收湿止痒、清热解毒，适用于带状疱疹及急、慢性湿疹等皮肤焮红痒痛、渗液不多之症，亦可用于痄腮以及对各种油膏过敏者。

消痔膏能消痔、退肿止痛，适用于内痔脱出、赘皮外痔、血栓外痔等出血、水肿、疼痛之症。

硫黄乳膏能够杀虫、止痒，适用于疥疮、脂溢性皮炎等。

【用法】 油膏摊贴外敷，每日或数日更换1次。乳膏每日外搽2~3次，或涂于纱布上敷贴于患部再加包扎。

【注意点】 凡滋水较多、糜烂较重的皮损，不宜外涂或敷贴油膏、软膏。应用凡士林调配油膏引起皮炎时，可改用植物油脂或动物油脂配制；若对药物过敏，则改用其他药。

3．油剂

油剂是指将药物放在植物油中煎炸后去渣取油的制剂，或用植物油或药油与药粉调和成糊状的油调剂。具有润养、生肌的特点及药物本身相应的作用。常用的植物油有麻油、花生油、茶油等，以麻油最佳。

【常用药物】 蛋黄油、紫草油、青黛散油等。

【适应证】 适用于亚急性皮肤病有糜烂、渗出、鳞屑、脓疱、溃疡的皮损。

蛋黄油可生肌敛疮，适用于多种皮肤黏膜溃疡。

紫草油可清热解毒、凉血生肌，适用于皮肤红斑、鳞屑、溃疡。

青黛散油可清热解毒、凉血消斑，适用于红斑、鳞屑性皮肤病。

【用法】每日外搽2~3次。

【注意点】滋水较多、糜烂较重的皮损，不宜使用。

4. 糊剂

糊剂是将药粉和液体、蜜或饴糖调制成糊状的制剂。古代治疗疮疡时，常用具有箍集围聚、收束疮毒作用的中药与各种不同的液体调制成糊状使用，因此又将糊剂称为箍围药、敷贴。糊剂用于肿疡初期，可促其消散；或促使疮形缩小，趋于局限；或促使早日成脓和破溃；或消肿截减余毒。

调配糊剂的液体通常使用醋、酒、蜜、饴糖、蛋清，或新鲜植物叶果（如葱、姜、韭、蒜、菊花、银花、丝瓜叶）等的捣和汁。使用时应根据各物秉性不同而区别选择。一般认为醋能散瘀解毒；酒能助行药力；葱、姜、韭、蒜汁有辛香散邪的作用；菊花汁、丝瓜叶汁、银花露能清凉解毒；鸡蛋清能缓和刺激；饴糖、蜜能够润泽肌肤。如上述液体取用有困难时，可用冷茶汁加白糖少许调制代替。

【常用药物】金黄散、玉露散、冲和散、回阳玉龙散糊剂。

【适应证】凡外疡不论初起、成脓及溃后，肿势散漫不聚而无集中之硬块者，均可使用。但是药性有寒热之分，使用时应辨证选方。

金黄散、玉露散药性寒凉，有清热消肿，散瘀化痰之功效，适用于红肿热痛明显的阳证疮疡。

回阳玉龙散药性温热，有温经活血、散寒化瘀之功效，适用于疮形不红不热、漫肿无头的阴证。

冲和散药性平和，有行气疏风、活血定痛、散瘀消肿之功效，适用于疮形肿而不高，痛而不甚，微红微热的半阴半阳证。

【用法】阳证多用菊花汁、银花露或冷茶汁调制；半阴半阳证多用葱、姜、韭捣汁或用蜂蜜调制；阴证多用醋、酒调敷。糊剂敷贴应超过肿势范围。用于外疡初起时，糊剂宜敷满整个病变部位。若毒已结聚，或溃后余肿未消，宜敷于患处四周，不要完全涂布整个患处。

【注意点】凡外疡初起，肿块局限者，一般宜用消散药。阳证不能用热性药敷贴，以免助长火毒；阴证不能用寒性药敷贴，以免寒湿凝滞不化。糊剂敷后干燥之时，宜时时用液体湿润，以免药物剥落及干板不舒。

5. 鲜草药

鲜草药是指采集新鲜植物药捣烂以供外敷的制剂。如鲜草药方便采集时，完全可以自己制作，使用方便，疗效也好，民间积累有较多的经验。

【常用药物】 蒲公英、紫花地丁、马齿苋、芙蓉花叶、七叶一枝花、丝瓜叶、芦荟、仙人掌等。

【适应证】 疮疡红肿热痛、创伤浅表出血、皮肤病瘙痒、毒蛇咬伤等均可选择应用。

蒲公英、紫花地丁、马齿苋、芙蓉花叶、芦荟、仙人掌、丝瓜叶等，有清热解毒消肿之功效，适用于阳证肿疡。

旱莲草、白茅花、丝瓜叶等，有止血之功效，适用于浅表创伤之止血。

徐长卿、蛇床子、地肤子、泽膝、羊蹄根等，有止痒之功效，适用于皮肤病瘙痒。

七叶一枝花、半边莲、紫花地丁等，有解毒消肿之功效，适用于毒蛇咬伤。

【用法】 先将鲜草药洗净，如有条件，再用1∶5 000高锰酸钾溶液浸泡几分钟。然后捣烂，敷患处。用于止血时，加压包扎。每日酌情更换1～2次。亦可煎汤冷却后湿敷。

【注意点】 应注意鲜草药外敷后的干湿度，干后可用冷开水时时湿润，既可保证疗效，又能避免患部干板不舒。

6. 散剂（掺药）

散剂是将单味药或复方研成极细粉末的制剂，又名粉剂。临床应用散剂时常将药粉掺布于膏药或油膏上，或直接掺布于病变部位，故又谓之掺药。散剂配制时，应研极细至无粒为度。植物类药品宜另研过筛；矿物类药品研细后宜水飞；麝香、樟脑、冰片、朱砂粉、牛黄等贵重药物，宜另研后再与其他药物和匀。如果研不匀，或颗粒不够细，用于肿疡药性不易渗透，用于溃疡容易引起疼痛。有香料的药粉最好以瓷瓶贮藏，塞紧瓶盖，以免香气走散降低疗效。

散剂是临床上较常用的剂型。药物品种依据其功效及使用方法不同，可分为消散药、提脓祛腐药、腐蚀药与平胬药、祛腐生肌药、生肌收口药、止血药、清热收涩药等几类。

(1) 消散药。

消散药有促使疮疡蕴结之毒移深居浅，肿消毒散的作用。

【常用药物】 阳毒内消散、红灵丹、阴毒内消散、桂麝散、黑退消等。

【适应证】 适用于肿疡初起而肿势局限尚未成脓者。

阳毒内消散、红灵丹有活血止痛、消肿化痰之功效，适用于一切阳证。

阴毒内消散、桂麝散、黑退消有温经活血、破坚化痰、散风逐寒之功效，适用于一切阴证。

【用法】将药粉掺布于膏药或油膏上，贴于患处。

【注意点】若病变部肿势不局限者，选用糊剂较宜。

（2）提脓祛腐药。

提脓祛腐药有提脓去腐的作用。能促使疮疡内蓄之脓毒早日排出，腐肉迅速脱落。主药是升丹及其衍生品，包括小升丹、大升丹、红升丹、黄升丹、九一丹、八二丹、七三丹、五五丹等。也有不含升丹的提脓去腐药，如黑虎丹、回阳玉龙散等。一切外疡在溃破之初，应选用提脓祛腐药。因为脓水不能外出，则攻蚀越深，腐肉不去则新肉难生，不仅增加患者的痛苦，而且影响疮口的愈合，甚至造成病情恶化而危及生命。

现代科学证明，升丹的化学成分主要为汞化合物，如氧化汞、硝酸汞等，红升丹中还含有氧化铅，其中汞化合物有毒，因此有杀菌消毒的作用。药理研究证实，汞离子能与病菌呼吸酶中的硫氢基结合，使之固定而失去原有活动力，终致病原菌不能呼吸而趋于死亡；硝酸汞是可溶性盐类，加水分解而成酸性溶液，对人体组织有缓和的腐蚀作用，可使与药物接触的病变组织的蛋白质凝固坏死，逐渐与健康组织分离而脱落，有祛腐的作用。

【常用药物】红升丹、九一丹、八二丹、七三丹、五五丹、黑虎丹、回阳玉龙散等。

【适应证】凡溃疡初期，脓栓未落，腐肉未脱，或脓水不净、新肉未生的阶段，均宜使用。

升丹因药性猛烈，临床使用常以熟石膏与之配成不同的比例而命名为五五丹、七三丹、八二丹、九一丹等，升丹的含量依序减少。在腐肉已脱、脓水已少的情况下，宜减少升丹的含量。

黑虎丹，为不含升丹的提脓祛腐药，可用于对升丹过敏者。

回阳玉龙散，不含升丹，有温经活血、祛腐化痰之功，可用于溃疡属阴证者。

【用法】临床使用时，疮口大者，可掺于疮口上；疮口小者，可黏附在药线上插入，亦可掺布于膏药、油膏上盖贴。

【注意点】升丹属有毒刺激性药品，凡对升丹过敏者应禁用；对大面积疮面，应慎用，以防过多地吸收而发生汞中毒。口腔、咽喉之疾患不宜使用。面部应慎用，以免强烈的腐蚀有损容貌。升丹放置陈久使用，可使药性缓和而减轻疼痛。升丹宜用黑瓶贮藏，以免氧化变质。

（3）腐蚀药与平胬药。

腐蚀药又称追蚀药，有腐蚀组织的作用。掺布患处，能使疮疡不正常的组织腐蚀枯落。平胬药具有平复胬肉的作用，能使疮口增生的胬肉回缩。

【常用药物】白降丹、枯痔散、三品一条枪、平胬丹等。

【适应证】凡肿疡在脓未溃时；痔疮、颈部瘰疬、赘疣、息肉等病；溃疡破溃以后，疮口太小，引流不畅；疮口僵硬，胬肉突出，腐肉不脱等妨碍收口时均可使用。

白降丹，适用于溃疡腐脓、赘疣腐蚀枯落、颈部瘰疬攻溃拔核。

枯痔散，一般用于痔疮。

三品一条枪，能腐蚀漏管，也可以蚀去内痔，攻溃颈部瘰疬。

平胬丹适用于疮面胬肉突出，掺药其上，能使胬肉平复。

【用法】白降丹用治疮疡，可以用桑皮纸或丝绵纸做成裹药，或以米糊作条，插于疮口，使疮口开大，脓腐易出；用治赘疣，可点疣上，使之腐蚀枯落。

枯痔散则直接将药涂敷于痔核表面。三品一条枪插入患处。平胬丹可以将药散掺于胬肉之上。

【注意点】腐蚀药多含汞、砒成分，不要长期、过量使用，以免腐蚀过度，或引起汞中毒。对汞、砒过敏者，应禁用。在头面、指、趾等肉薄近骨之处，不宜使用过烈的腐蚀药物，以免伤及周围正常组织。腐蚀目的达到即止，或改用生肌收口药。

（4）祛腐生肌药。

祛腐生肌药有提脓祛腐、解毒活血、生肌收敛的作用。掺敷在创面上，能改善溃疡局部血液循环，促使脓腐液化脱落，促进新肉生长。

【常用药物】回阳玉龙散、月白珍珠散、拔毒生肌散、回阳生肌散等。

【适应证】适用于溃疡日久，腐肉难脱，新肉不生者；或腐肉已脱，新肉不长，久不收口者。

回阳玉龙散有温阳活血、祛腐生肌之功，用于溃疡腐肉难脱，肉芽暗红或腐肉已脱，肉芽灰白，新肉不长之阴证。

月白珍珠散有清热解毒、祛腐生肌之功，用于溃疡腐肉脱而未尽，新肉不生，久不收口之阳证。

拔毒生肌散可补气和营生肌，擅治偏气虚者，用于溃疡腐肉未脱，常流毒水，疮口下陷，久不生肌者。

回阳生肌散专攻回阳生肌，擅治偏阳虚者。用于溃疡脓水清稀，久不收口之虚证。

【用法】取药粉适量，直接掺布在创面上；或制成药捻，插入创口内。

【注意点】祛腐生肌药用于慢性溃疡比较适宜，使用时，应根据溃疡阴阳属性辨证选药。若全身情况较差，气血虚衰者，还应配合内治法，以促进溃疡愈合。

（5）生肌收口药。

生肌收口药有解毒、收敛、促进新肉生长的作用。掺敷疮面能使疮口加速愈合。疮疡溃后，当脓水将尽，或腐脱新生时，若仅靠机体的修复能力来长肉收口则较为缓慢，此时，即可应用生肌收口药。

【常用药物】生肌散、八宝丹等。

【适应证】溃疡腐肉已脱、脓水将尽时，不论阴证、阳证均可使用。

【用法】掺布于疮面上。

【注意点】脓毒未清、腐肉未净时，不宜过早使用。新肉生长缓慢，久不敛口者，宜配合内服药同时应用。

（6）止血药。

止血药有收涩凝血止血的作用。掺敷于出血之处，外用纱布包扎固定，可以促使创口血液凝固，达到止血之目的。

【常用药物】桃花散、如圣金刀散、云南白药等。

【适应证】适用于溃疡或创伤性损伤而出血者。

桃花散适用于溃疡出血。

圣金刀散适用于创伤性出血。

云南白药对于溃疡出血、创伤性出血均可使用。

【用法】取适量药粉，直接掺布在创面上，加压包扎。

【注意点】若大出血时，必须配合手术与内治等方法急救，以免因出血不止而引起生命危险。

（7）清热收涩药。

清热收涩药有清热收涩止痒作用。掺扑于皮肤病糜烂渗液不多的皮损处，可起到消肿、干燥、止痒的作用。

【常用药物】青黛散、三石散、止痒扑粉等。

【适应证】适用于皮肤病急性或亚急性皮炎而渗液不多者。

青黛散，清热止痒作用较强，适用于皮肤病大片潮红、丘疹而无渗液者。

三石散，收涩生肌作用较好，适用于皮肤糜烂、稍有渗液的皮损。

止痒扑粉，收涩止痒作用较好，适用于皮肤潮红、瘙痒的皮损。

【用法】每日数次，将药散直接干扑于皮损处，或先涂上一层油剂后再扑药散，外加包扎。

【注意点】一般不用于表皮糜烂、渗液较多的皮损处，亦不宜用于毛发多的部位。

7. 酊剂

酊剂是将药物浸泡于75%乙醇或酒中，密封7～30日后滤过所得的浸出剂。

【常用药物】红灵酒、土槿皮酊、白屑风酊等。

【适应证】适用于疮疡未溃及皮肤病等。

红灵酒有活血、消肿、止痛之功，用于冻疮、脱疽未溃之时。

土槿皮酊、复方土槿皮酊有杀虫止痒之功效，适用于手癣、灰指甲、脚癣等。

白屑风酊有祛风、杀虫、止痒之功效，适用于脂溢性皮炎。

【用法】用棉棒蘸药液，直接外涂皮损区，每日1～3次。

【注意点】一般酊剂有刺激性，用后易引起皮肤烧灼及剧痛。凡疮疡破溃后或皮肤病有糜烂者以及头面、会阴部等皮肤薄嫩处均应禁用。酊剂应盛于遮光密闭容器中，并在阴凉处保存。

8. 混悬剂

混悬剂是水和粉剂混合在一起的制剂。久置后一些不溶于水的药粉沉淀于水底，使用时需振荡摇匀，故又名振荡剂、振荡洗剂。既往多称本类制剂为洗剂，极易将其误解为洗浴用，应予以注意。

【常用药物】炉甘石洗剂、三黄洗剂、颠倒散洗剂、痤疮洗剂等。

【适应证】适用于急性、过敏性皮肤病。

炉甘石洗剂、三黄洗剂有清热止痒之功效，适用于一切急性皮肤病，如湿疹、接触性皮炎，皮损为潮红、肿胀、丘疹等。上述方剂中可加入1%～2%薄荷脑或樟脑，以增强止痒之功效。

颠倒散洗剂、痤疮洗剂有清热散瘀之功效，适用于痤疮、酒渣鼻。

【用法】用前摇摆振荡药液，使水粉和匀，以棉签蘸之涂于皮损处，每日3～5次。

【注意点】本类制剂不用于外洗。凡皮损糜烂渗液较多，或脓液结痂，或深在性皮肤病，不宜应用。

9. 溶液

溶液是将单味中药或中药复方加水煎熬至一定浓度，滤过药渣所得的制剂。溶液是中医外治处方较常用的剂型。

【常用药物】黄柏溶液、大黄溶液、苦参汤煎出液，各种单方或复方煎出液。常用于浸渍（湿敷）和熏洗。

【适应证】适用于急性皮肤病，渗出较多的皮损，或伴轻度痂皮性损害，皮肤瘙痒症。也常用于保健美容。

【用法】湿敷时将 5～6 层消毒纱布置于药液中浸透，稍拧至不滴水为度，敷于患处，一般每1～2 小时更换 1 次即可；如渗液不多，可 4～5 小时更换 1 次。熏洗时，每日 1～2 次，每次 20～30 分钟。

【注意点】注意水温，避免烫伤。

（二）手术疗法

手术疗法是应用各种器械进行手法操作的一种治疗方法。它在外科治疗中占有十分重要的位置。施行手术需要专门之学，本书仅对当前中医外科临床实际常用的简易手术方法予以简介。

中医外科常用的简易手术方法有脓肿切开法、挂线法、结扎法等，可针对疾病的不同情况选择应用。

1. 脓肿切开法

脓肿切开法就是运用手术刀把脓肿切开，以使脓液排出，从而达到毒随脓泄、肿消痛止、逐渐痊愈的目的。

【适应证】一切外疡确已成脓者，不论阴证、阳证，均可使用。

【用法】运用切开法之前，应当辨清脓的成熟度、脓肿的深浅、患部的血脉经络位置等情况，然后决定切开与否。具体运用时应注意：

（1）切开时机。

辨清脓的成熟度，准确把握切开的有利时机。当肿疡成脓之后，脓肿中央出现透脓点（脓腔中央最软的一点），即脓已成熟，此时予以切开最为适宜。若肿疡脓未成熟，过早切开则徒伤气血，脓反难成，并可致脓毒走窜。

（2）切口选择。

以便于引流为原则，选择脓腔最低点或最薄弱处进刀，一般疮疡宜循经直切，免伤血络；乳房部应以乳头为中心，放射状切开，免伤乳络；面部脓肿应尽量沿皮肤的自然纹理切开；手指脓肿应从侧方切开；关节区附近的脓肿，切口尽量避免越过关节；若为关节区脓肿，一般施行横切口、弧形切口或“S”形切口，因为纵切口在疤痕形成后易影响关节功能；肛旁低位脓肿，应以肛门为中心，放射状切开。

（3）切开原则。

不同的病变部位，进刀深浅必须适度。如脓腔浅者，或生在皮肉较薄的头、颈、胁肋、腹、指等部位，必须浅切；如脓腔深者，或在皮肉较厚的臀、臂等部位，稍深无妨，以得脓为度。切口大小应根据脓肿范围大小以及病变部位的肌肉厚薄而定，以脓流通畅为原则。凡是脓肿范围大，肌肉丰厚而脓腔较深的，切口宜大；脓肿范围小，肉薄而脓肿较浅的，切口宜小。一般切口不能超出脓腔以外，以免损伤好的肉、筋络，愈合后形成较大疤痕；但切口也不能过小，以免引流不畅，脓水难出，延长治愈时间。

（4）操作方法。

切开时以右手握刀，左手拇指、食指同时按在所要进刀部位的两侧，进刀时刀刃宜向上，在脓点部位向内直刺，深入脓腔即止，如欲把刀口开大，则可将刀口向上或向下轻轻延伸，然后将刀直出即可。如采用西医手术刀，可应用小号尖角刀以反挑式之执刀法进行直刺，如欲把刀口开大，则可将刀口向上或向下轻轻延伸。

【注意点】手术器械必须严格消毒，正确使用麻醉方法，保证无菌操作，并注意防止出血和刀晕等情况的发生。在关节和筋脉的部位宜谨慎开刀，以免损伤筋脉，致使关节不利或大出血；凡颜面疔疮，尤其在鼻唇部位，忌早期切开，以免疔毒走散，并发走黄危证。切开后，由脓自流，切忌用力挤压，以免感染扩散、毒邪内攻。

2. 挂线法

挂线法是用普通丝线，或药制丝线，或纸裹药线，或橡皮筋线等来挂断瘘管或窦道的治疗方法。其机理是利用挂线的紧箍作用，促使气血阻绝，肌肉坏死，最终达到切开的目的。挂线还能起到引流作用，可使分泌物和坏死组织随挂线引流排出，从而保证引流通畅，防止发生感染。

【适应证】凡疮疡溃后，脓水不净，经内服、外敷等治疗无效而形成瘘管或窦道者；或疮口过深，或生于血络丛处而不宜采用切开手术者，均可使用。

【用法】先用球头银丝自甲孔探入管道，使银丝从乙孔穿出（如没有乙孔的，可在局麻下用硬性探针顶穿，引出银丝），然后用丝线做成双套结，用1根橡皮筋结扎在自乙孔穿出的银丝球头部，再由乙孔退回管道，从甲孔抽出。这样，橡皮筋与丝线贯穿瘘管管道两口。此时将扎在球头上的丝线与橡皮筋剪开（丝线暂时保留在管道内，以备橡皮筋在结扎断开时，用以另引橡皮筋作更换之用），再在橡皮筋下先垫2根丝线，然后收紧橡皮筋，打1个单结，再将所垫的2根丝线各自分别在橡皮筋打结处予以结缚固定，最后抽出管道内保留的丝线。

上面介绍的是橡皮筋挂线法，如采用普通丝线或纸裹药线挂线法，在挂线以后，须每隔2～3日解开线结，收紧1次。橡皮筋因有弹性，一般一次扎紧后即可自动收紧切开，所以目前多采用橡皮筋挂线法。

【注意点】如果瘘管管道较长，发现挂线松弛时，必须将线收紧；在探查管道时，要轻巧、细致，避免形成假道。

3. 结扎法

结扎法又名缠扎法，是利用线的紧力，通过结扎，使患部经络阻塞、气血不通，结扎远端的病变组织因失去营养而逐渐坏死脱落，从而达到治疗目的的一种治疗方法。对因较大脉络断裂而引起的活动性出血，利用本法结扎血管，可以止血。

【适应证】 适用于瘤、赘疣、痔、脱疽等病，以及脉络断裂引起的出血之症。

【用法】 凡头大蒂小的赘疣、痔核等，可在根部以双套结扣住扎紧。凡头小蒂大的痔核，可以缝针贯穿它的根部，再用“8”字式结扎法或“回”字式结扎法两线交叉扎紧。如截除脱疽坏死的趾、指，可在其上端预先用丝线缠绕十余圈，渐渐紧扎。如脉络断裂，可先找到断裂的络头，再用缝针引线贯穿出血底部，然后系紧打结。结扎所使用的线的种类有普通丝线、药制丝线、纸裹药线等，目前多采用较粗的普通丝线或医用缝合线。

【注意点】 如内痔用缝针穿线治疗时，不可穿过患处的肌层，以免化脓；扎线应扎紧，否则不能达到使病变组织完全脱落的目的；扎线未脱，应俟其自然脱落，不要硬拉，以防出血。

（三）其他疗法

其他疗法有引流法、垫棉法、针灸法、熏法、熨法、热烘疗法、溻渍法、冷冻疗法和激光疗法等。以下选择介绍引流法、垫棉法。

1. 引流法

引流法是在脓肿切开或自行溃破后，运用药线、导管或扩创等使脓液畅流，腐脱新生，防止毒邪扩散，促使溃疡早日愈合的一种治法。包括药线引流、导管引流和扩创引流等。

（1）药线引流。

药线俗称纸捻或药捻，大多用桑皮纸做成。按临床实际需要，将纸裁成长短、宽窄适度，搓成粗细、长短不同线形的药线备用。药线有外黏药物及内裹药物两类，目前临床上大多应用外黏药物的药线。将药线插入溃疡疮孔中，借着药物作用及药线的螺纹物理作用，使脓水外流；同时利用药线之螺纹，使坏死组织附着于药线而使之外出；此外，还能探查脓肿的深浅，以及有无死骨的存在。探查有无死骨是利用药线之螺纹，如触及粗糙骨质者，则说明疮疡已损骨无疑。采用药线引流和探查，具有方便、减轻患者痛苦、患者能自行更换药物等优点。目前将捻制成的药线经过高压蒸汽消毒后应用，使之无菌而更臻完善。

【适应证】 适用于溃疡疮口过小，脓水不易排出者；或已成瘘管、窦道者。

【用法】常用的有外黏药物法和内裹药物法。

外黏药物法分为两种：一种是将搓成的纸线临用时放在油中或水中润湿，蘸药插入疮口；另一种是预先用白芨汁与药和匀，黏附在纸线上，候干存贮，随时取用。目前大多采用前法。外黏药物多用含有升丹成分的方剂或黑虎丹等，因有提脓祛腐的作用，故适用于溃疡疮口过深过小、脓水不易排出者。

内裹药物法是将药物预先放在纸内，裹好搓成线状备用。内裹药物多用白降丹、枯痔散等，因其有腐蚀化管的作用，故适用于溃疡已成瘘管或窦道者。

【注意点】药线应消毒后使用。药线插入疮口中，应将线尾留在疮口外，折放于疮口边缘，再以膏药或油膏盖贴固定，以便于取出。脓水已尽，流出淡黄色黏稠液体时，即使脓腔尚深，也不可再插药线，否则影响收口的时间。

（2）导管引流。

导管引流是用特制的引流导管插入位深、脓多、引流不畅的脓腔，使脓毒从管中引流而出的一种外治法。目前所用导管多为橡皮管和塑胶管。这种导管引流较之药线引流更易使脓液流出，从而达到脓毒外泄的目的。

【适应证】适用于急慢性化脓性骨髓炎、骨与关节结核、流注等脓腔较深、脓液多且不易畅流者。

【用法】将消毒的导管轻轻插入疮口，到达底部后，再稍退出一些即可。当管腔中已有脓液排出时，即用橡皮膏固定导管，外盖厚层纱布，放置数日（纱布可每日更换）。当脓液减少后，改用药线引流。导管引流的另一种用法是：当脓腔位于肌肉深部，切开后脓液不易畅流时，将导管插入，引流脓液外出，待脓稍少后，即拔去导管，再用药线引流。

【注意点】导管应放置在疮口较低的一端，以使脓液畅流。导管必须固定，以防滑脱或落入疮口内。管腔如被腐肉阻塞，可松动引流管或轻轻冲洗，以保持引流通畅。

（3）扩创引流。

扩创引流是应用手术的方法扩大脓液流出口，使脓腔引流得以通畅的一种外治法。大多用于脓肿溃破后有袋脓现象，经其他引流、垫棉法等无效的情况。

【适应证】适用于痈、有头疽溃疡有袋脓者，颈淋巴结结核溃后形成空腔或皮脂腺囊肿继发感染化脓等。

【用法】在消毒局麻下，对脓腔范围较小者，只需用手术刀将疮口上下延伸即可；如脓腔范围较大者，则用剪刀作“十”字形扩创。颈淋巴结结核之溃疡除扩创外，还须将空腔之皮修剪，使疮面全部暴露；有头疽溃疡的袋脓，作“十”字形扩创后，切忌将空腔之皮剪去，以免愈合后形成较大的疤痕，影响活动功能；皮脂腺囊肿继发感染化脓的扩创，作“十”字形切开后，将疮面两侧皮肤稍作修剪，便于棉花嵌塞，并用刮匙将渣样物质及囊壁一并刮除。

【注意点】扩创后，须用消毒棉花按疮口大小，蘸八二丹或七三丹嵌塞疮口以祛腐，并加压固定，以防止出血，以后可按溃疡处理。

2. 垫棉法

垫棉法是用棉花或纱布折叠成块以衬垫疮部的一种辅助疗法。它是借着加压的力量，使溃疡的脓液不致发生潴留，或使过大的溃疡空腔皮肤与新肉得以黏合而达到愈合的目的。

【适应证】适用于溃疡脓出不畅有袋脓者；或疮孔窦道形成，脓水不易排尽者；或溃疡脓腐已尽，新肉已生，但皮肉一时不能黏合者。

【用法】用时应将棉花或纱布垫衬在疮口下方空隙处，并用宽绷带加压固定；对窦道深而脓水不易排尽者，用棉垫压迫整个窦道空腔，并用绷带扎紧；溃疡空腔的皮肤与新肉一时不能黏合者，可将棉垫按空腔的范围稍微放大，垫在疮口之上，再用宽绷带绷紧。腋部、腘窝部的疮疡，最易形成袋脓或空腔，影响疮口愈合或虽愈合而易复溃，故应早日使用垫棉法。具体应用时，需根据不同部位，在垫棉后采用不同的绷带予以加压固定，如项部用四头带，腹壁用多头带，会阴部用丁字带，腋部、腘窝部用三角巾包扎，小范围的用宽橡皮膏加压固定。

【注意点】在急性炎症红肿热痛尚未消退时不可应用，否则有促使炎症扩散之弊。所用棉垫必须比脓腔或窦道稍大。用于黏合皮肉，一般 5～7 日更换 1 次；用于袋脓，可 2～3 日更换 1 次。应用本法未能获得预期效果时，则应采取扩创引流手术。应用本法期间，若出现发热、局部疼痛加重者，则应立即终止使用，采取相应的措施。

第六章　疮疡病

第一节　疖

【病名释义】

疖是指生于皮肤浅表、范围较小的急性化脓性疾病。疖多发于夏秋两季，其特点是突起根浅，肿势局限，焮热疼痛，范围（直径，下同）多小于 3 厘米，易肿、易脓、易溃、易敛。可分为有头疖、无头疖、蝼蛄疖、疖病等。本病相当于西医学的疖、头皮穿凿性脓肿、疖病等。

【病因病机】

疖常因内郁湿火，外感风邪，两相搏结，蕴阻于皮肤所致；或在夏秋季节感受暑湿热毒而生；或因天气闷热，汗出不畅，暑湿热毒蕴蒸肌肤，引起痱子，复经搔抓，破伤染毒而发。患疖肿后，若处理不当，致使疮口过小，脓毒潴留；或搔抓、碰伤，致使脓毒旁窜，在头皮较薄处蔓延，窜空而成蝼蛄疖。阴虚内热的消渴、肾病、习惯性便秘等慢性病患者，或脾虚便溏者，容易感染邪毒，并可反复发作，缠绵不愈，易致多发性疖病。

【诊断】

（一）临床表现

局部皮肤红肿疼痛，可伴发热、恶寒、口干、便秘、小便黄、苔黄、脉数等症状。

1. 有头疖

皮肤上有一红色肿块，范围小于 3 厘米，焮热疼痛，突起根浅，中心处有一小脓头，脓出即愈。

2. 无头疖

皮肤上有一红色肿块，范围小于 3 厘米，无脓头，表面灼热，压之疼痛，2～3 日化脓，溃后多迅速愈合。

3. 蝼蛄疖

好发于小儿头部。临床常见两种类型：一种是疮形肿势虽小，但根脚坚硬，溃破虽出脓水但坚硬不退，疮口愈合后还会复发，往往一处未愈，他处又生；另一种是疮大如梅李，相连3～5枚，溃后脓出，其口不易愈合，日久头皮窜空，如蝼蛄窜穴之状。不论何型，局部皮厚且硬者病情较重，难治；皮薄成空壳者病情较轻，易治。若无适当治疗则迁延日久，严重者，可致颅骨感染。

4. 疖病

好发于项后、发际、背部、臀部等处，几个到几十个，反复发作，缠绵不愈。亦可在身体各处散发疖肿，一处将愈，他处续起，或间隔周余、月余再发。患消渴、习惯性便秘及营养不良者易患本病。

（二）辅助检查

血常规检查提示白细胞总数及中性粒细胞比例增高，必要时应进行血糖、尿糖、免疫功能、脓液细菌培养及药物敏感试验等检查。

【鉴别诊断】

1. 痈

常为单发，肿势范围较大，局部顶高色赤，表皮紧张光亮，初起无头，肿势范围较大，约6～9厘米，伴有明显的全身症状。

2. 颜面部疔疮

初起为粟粒样脓头，根脚深，状如钉丁，肿势散漫，肿胀范围明显大于疖，出脓较晚而有脓栓，大多数患者初起即伴有明显全身症状。

3. 有头疽

好发于项后、背部等皮肤厚韧处，初起即有多个粟粒样脓栓，红肿范围多在9～12厘米，溃后状如蜂窝，有明显的全身症状，病程较长。

【治疗】

疖治疗应根据发病时间、部位、症状及体质等辨证施治，以清热解毒为主，脓成及时切开排脓引流。对伴有消渴等慢性病者，须治疗相关疾病。

（一）辨证论治

1. 热毒蕴结证

证候：好发于项后发际、背部、臀部。轻者疖肿只有1～2个，多则散发全身，或簇集在头面部，或此愈彼起；伴发热，口渴，溲赤，便秘；舌红，苔黄，脉数。

治法：清热解毒。

方药：五味消毒饮（《医宗金鉴》）和黄连解毒汤（《肘后备急方》）加减。

2. 暑热浸淫证

证候：发于夏秋季节，以小儿及产妇多见。局部皮肤红肿结块，焮热疼痛，突起根浅，范围局限；伴心烦胸闷，口苦咽干，便秘，溲赤等；舌红，苔黄腻，脉滑数。

治法：清暑化湿解毒。

方药：清暑汤（《外科全生集》）加减。

3. 阴虚内热，体虚毒恋证

证候：疖肿此愈彼起，不断发生，散发全身，疖肿较大，易转变成有头疽；常伴口干唇燥，大便秘结，小便短赤，或纳少便溏；舌红，苔薄或薄黄，脉细或细数。

治法：养阴生津，清热解毒。

方药：仙方活命饮（《校注妇人良方》）合增液汤（《温病条辨》）加减。

4. 脾胃气虚，体虚毒恋证

证候：疖肿常泛发全身各处，结块日久，迟不化脓，或溃破脓出，脓水稀薄，日久不敛；常伴面色萎黄，神疲乏力，低热，口渴，纳差；舌质淡或边有齿痕，苔薄，脉濡。

治法：健脾和胃，清热祛湿。

方药：五神汤（《辨证录》）合参苓白术散（《太平惠民和剂局方》）加减。

（二）外治法

（1）初起小者用千锤膏盖贴或三黄洗剂外搽；大者用金黄散或玉露散，以金银花露或菊花露调成糊状外敷，或紫金锭水调外敷；遍体发疮，破流脓水成片者，用青黛散，麻油调敷。

（2）脓成则切开排脓，排脓后用九一丹、太乙膏盖贴，若疮口深、难敛或复肿者，药线引流。脓尽改用生肌散、白玉膏收口。

（3）对于蝼蛄疖，应将相互串通的空壳做“十”字形切开，如遇出血，可用垫棉法，压迫止血。如有死骨者，待其松动时用镊子夹出。

【预防与调护】

（1）少食辛辣刺激、油炸及肥甘厚腻之品，发病时忌食鱼腥发物，保持二便通畅。

（2）注意个人卫生，勤洗澡，勤理发，勤换衣，勤修指甲，保持局部皮肤清洁。

（3）夏秋季节可饮清凉饮料（如金银花露、绿豆薏米仁汤等）预防。

（4）体虚多病者应积极进行体育锻炼，增强体质。

第二节　疔

【病名释义】

疔又名疔疮，是一种发病迅速，易于变化而且危险性较大的急性化脓性疾病。按照发病部位和性质不同，分为颜面部疔疮、手足部疔疮、红丝疔、烂疔、疫疔。可见于任何季节、年龄，多发于颜面和手足等处。其特点是疮形如粟，坚硬根深，如钉丁之状。如若处理不当，颜面部疔疮易走黄而危及生命，手足部疔疮则可损筋伤骨而影响功能。西医学的疖、痈、气性坏疽、皮肤炭疽及急性淋巴管炎等属于疔的范畴。

一、颜面部疔疮

颜面部疔疮是指发生在颜面部的急性化脓性疾病。相当于西医学的颜面部疖、痈。因发生部位不同，名称各异，如生于眉心的，叫眉心疔（印堂疔）；生于眉棱的，叫眉棱疔；生在眼胞的，叫眼胞疔；生在颧部的，叫颧疔；生于人中的，叫人中疔等。虽然病名各异，但其病因病机及辨证施治基本相同。

【病因病机】

疔以火热之毒为患。其毒或从内发，如情志内伤，恣食膏粱厚味、醇酒辛辣炙煿，脏腑蕴热内生；或从外受，如感受风热火毒，皮肤破损染毒，毒邪蕴蒸肌肤，以致气血凝滞，火毒结聚而成。若火毒炽盛，且治疗不及时或处理不当，毒邪扩散，内燔营血，则成走黄重证。

【诊断】

（一）临床表现

多发于唇、鼻、颊、颧、额等处。

疔顺证病程多在两周左右。初期，颜面部局部皮肤上突起一粟米样脓头，或痒或麻，随后红肿热痛，肿势范围为 3～6 厘米，根深坚硬如钉丁之状，重者伴有畏寒、发热、头痛等全身症状；中期，第 5～7 日，皮肤硬肿逐渐增大，四周浸润明显，局部疼痛加剧，脓头破溃，此时全身症状加重，可伴发热、口渴、便秘、尿赤，苔薄腻或黄腻，脉弦滑数等；后期，第 7～10 日，肿势局限，顶高根软溃脓，脓栓（疔根）随脓外出，随后肿消痛止，热退身凉，第 10～14 日即可痊愈。

凡颜面部疔疮，特别是在鼻翼、上唇部者，如处理不当、强加挤压、不慎碰伤、过早切开等，均可成本病逆证。症见疔疮顶陷，色黑无脓，四周皮肤暗红，肿势扩散，失去护场，以致头面耳项皆肿，伴壮热烦躁、神昏谵语、胁痛气急、舌红绛、苔黄糙、脉洪数等疔毒走黄之象。

（二）辅助检查

血常规检查提示白细胞总数及中性粒细胞比例增高；脓液细菌培养与药物敏感试验为抗菌药物选择提供依据；症状严重者应做血细菌培养及药物敏感试验。

【鉴别诊断】

1．疖

多发于颜面部，突起根浅，肿势范围小于3厘米，一般无全身症状。

2．疫疔

初起皮肤见一小红斑丘疹，痒而不痛，疔疮中央呈暗红色或黑色坏死凹陷，而坏死周围有成群的灰绿色小水疱，形似脐凹，伴有严重的全身症状，具有传染性。

【治疗】

（一）辨证论治

1．热毒蕴结证

证候：常见于疾病早期。颜面部见粟粒样脓头，红肿高突，根脚收束，发热头痛；舌质红，苔黄，脉数。

治法：清热解毒。

方药：五味消毒饮（《医宗金鉴》）、黄连解毒汤（《肘后备急方》）加减。

2．火毒炽盛证

证候：疮形不高，肿势散漫，色紫脓少，焮热疼痛；伴高热，头痛，烦渴，呕恶，便秘，溲赤；舌红，苔黄或黄腻，脉洪数。

治法：清热凉血，解毒止痛。

方药：犀角地黄汤（《备急千金药方》）、黄连解毒汤（《肘后备急方》）、五味消毒饮（《医宗金鉴》）加减。

（二）外治法

（1）初期宜箍围消肿，金黄散、玉露散以金银花露或水调敷，或千锤膏盖贴。

（2）中期宜提脓祛腐，用九一丹、八二丹撒于疮顶部，再用玉露膏或千锤膏敷贴。若脓出不畅，用药线引流；若脓成，中央有波动感，应切开排脓。

（3）后期宜提脓祛腐，生肌收口，疮口掺九一丹，外敷金黄膏；脓尽用生肌散、太乙膏或红油膏盖贴。

【预防与调护】

(1) 全身症状明显者，宜卧床休息。患部较少活动。

(2) 忌内服发散药，忌灸法，忌挤压碰撞，忌早期切开及针挑，忌挤脓，以免疔毒扩散走黄。

(3) 平时应少食膏粱厚味，患疔后忌烟酒及辛辣刺激、鱼腥发物。

二、手足部疔疮

手足部疔疮，又叫瘭疽，是指发生于手足部的急性化脓性疾病。根据发病部位、形态及预后不同，而有多种病名，临床较为常见的有蛇眼疔、蛇头疔、蛇腹疔、托盘疔、足底疔等，分别相当于西医学的甲沟炎、化脓性指头炎、化脓性腱鞘炎、掌中间隙感染、足底皮下脓肿等。本病虽然病名多样，但其病因、症状及治疗方法大体相同，故统称为手足部疔疮。因其发病部位在手足部，容易损伤筋骨而影响手足功能。

【病因病机】

内因脏腑火毒蕴结，外因手足部外伤染毒，以致火毒阻塞经络，气血凝滞，热胜肉腐而成，甚则腐筋伤骨。

【诊断】

(一) 临床表现

本病发病前手足部常有受伤史。

1. 蛇眼疔

初起有轻微的红肿疼痛，多局限于指（趾）甲一侧边缘的近端处，一般2~3日成脓后，即可在指（趾）甲背面上透现黄色或灰白色的脓点，或整个甲身内有脓液阴影。脓出后肿痛消除，伤口迅速愈合（而痊愈）；若不及时治疗，可蔓延到对侧形成指（趾）甲周围炎；若脓液浸淫皮肉形成甲下脓肿，可致使甲下溃空或有胬肉突出，甚则指（趾）甲脱落。

2. 蛇头疔

初起指端自觉麻痒而痛，继而刺痛、灼热、肿胀，呈红色或黄白色，随后肿势逐渐扩大，手指末节肿胀呈蛇头状。酿脓时和成脓后有剧烈的搏动性跳痛，患肢下垂时疼痛更甚，局部触痛明显，食欲和睡眠常受影响，伴恶寒发热、头痛、全身不适等症状。溃后脓出肿退痛止，趋向痊愈。若处理不及时，任其自溃，溃后脓出臭秽，经久不愈，余肿不消，或胬肉突出者，多是筋骨损伤的征象，须取出死骨才能痊愈。

3. 蛇腹疔

病变部位在指腹处，整个患指红肿，呈圆柱状，形似小胡萝卜，皮肤表面光亮而红，关节可轻度屈曲，不能伸展活动，动则疼痛剧烈。一般第7～10日成脓，因指腹部皮肤厚韧而不易测出波动感，也难自溃。溃后脓出黄稠，肿痛逐渐减轻，约两周痊愈；如损伤筋脉，则愈合缓慢，易影响手指的屈伸活动功能。

4. 托盘疔

初起患侧手掌肿胀高突，失去正常掌心的生理凹陷或稍突出，形如托盘之状，手背肿势常更为明显，甚至延及手臂，疼痛剧烈，常伴恶寒发热、纳呆等症状。一般约2周成脓，但因手掌皮肤坚韧，虽已化脓，但不易向外穿透，脓毒可向周围蔓延，损伤筋骨，影响手指屈伸功能，甚至并发走黄危象。若溃后脓出，则肿痛及全身症状渐消，7～10日后愈合。

5. 足底疔

初时起足底部疼痛，不能着地，按之坚硬。一般3～5日后有搏动性疼痛，并可见白色脓点，病情重者肿势蔓延至足背，痛连小腿，不能活动，伴有恶寒发热、头痛、纳呆等症状。若溃后脓出黄稠，肿消痛止，全身症状也随之退去。

（二）辅助检查

血常规检查提示白细胞总数及中性粒细胞比例增高；脓液细菌培养与药物敏感试验为抗菌药物选择提供依据；症状严重者应做血细菌培养及药物敏感试验。X线摄片检查可明确有无骨质破坏。

【鉴别诊断】

类丹毒：发病前多曾被猪骨、鱼骨刺等刺伤皮肤，或有破损皮肤接触猪肉、鱼虾史。红肿不如疔疮明显，常表现为游走性的红紫色斑片，一般不化脓。

【治疗】

手足部疔疮初期应中西医结合治疗，中医治疗以清热解毒为主，西医以抗感染及对症治疗为主；中期脓成则应及时切开排脓，若有死骨及甲下溃空者可手术治疗；后期以中医治疗为主，愈合后需加强功能锻炼。

（一）辨证论治

1. 火毒蕴结证

证候：初期指（趾）局部焮热、疼痛、麻痒；伴畏寒、发热，全身不适等症状；舌红，苔黄，脉数。

治法：清热解毒。

方药：五味消毒饮（《医宗金鉴》）、黄连解毒汤（《肘后备急方》）加减。

2. 热胜肉腐证

证候：患处肿势增大，红肿明显，灼痛剧烈，患部中软而应指，功能受限，肉腐为脓，溃后肿消痛止；若溃后脓出不畅，则肿痛如前，甚则损伤筋骨；伴恶寒发热、纳呆、便秘、尿黄；舌红，苔黄，脉数。

治法：清热透脓托毒。

方药：五味消毒饮（《医宗金鉴》）、黄连解毒汤（《肘后备急方》）加皂角刺、炙山甲等。

3．湿热下注证

证候：足底部红肿热痛，啄痛明显，不能行走，溃烂流脓；伴恶寒发热、头痛、纳呆；舌红，苔黄腻，脉滑数。

治法：清热解毒利湿。

方药：五神汤（《辨证录》）合萆薢渗湿汤（《疡科心得集》）加减。

（二）外治法

（1）初期宜用金黄膏或玉露膏外敷。蛇眼疔可用10%黄柏溶液湿敷。

（2）中期脓成应及早切开排脓，应尽可能循经切开，选择切口时需注意避免影响关节功能。总的原则是：在指（趾）部者切开宜在侧面，忌腹侧切口，忌切口超过关节。具体操作如下：蛇眼疔宜用刀尖沿甲旁切开排脓。如指甲周围有脓，应在甲根两侧近端各作一切口，并用一横切口将其连接起来。甲下积脓应切除部分指（趾）甲，重者如指（趾）甲溃空，需要拔除整个指（趾）甲。蛇头疔有脓后应及早切开，在手指掌侧面作一纵形切口，贯穿指端直至对侧，保持引流。蛇腹疔应在手指侧面作纵形切口，其长度不得超越上下指关节面。托盘疔应依掌横纹切开，切口应足够大，以保持引流通畅。切开后，可用药线蘸八二丹或九一丹插入疮口，外敷金黄膏或红油膏。

（3）后期脓尽宜用生肌散、白玉膏外敷。若胬肉高突或疮口难愈，应修剪胬肉后，用平胬丹外敷。若久不收口，骨质已损，可用2%～10%的黄柏溶液浸泡患指，每日1～2次，每次10～20分钟。若有死骨者，宜用七三丹提脓祛腐，待死骨松动时用镊子钳出死骨方可愈合。

【预防与调护】

（1）平时应注意手足部保护，避免皮肤损伤。

（2）患肢忌持重物或剧烈活动，以三角巾悬吊固定。生于手掌部者，宜手掌向下，使脓毒易排出；生于足部者，应抬高患肢，避免行走。

（3）愈后影响手指屈伸功能者，应加强功能锻炼。

三、红丝疔

红丝疔多发于四肢，因皮肤破损，感染邪毒，皮肤呈红丝显露，迅速向上走窜的急性感染性疾病。发病时可有恶寒发热等全身不适症状，甚至出现邪毒内攻脏腑，并发走黄之象。本病相当于西医学的急性淋巴管炎。

【病因病机】

内因火毒凝聚，毒流经脉，向上走窜而继发，若火毒走窜，内攻脏腑，可成走黄危象；外因手足部生疔、皮肤破损或癣病糜烂染毒而发。

【诊断】

（一）临床表现

四肢多有生疔、癣，皮肤破损等病史，好发于四肢内侧。

本病在手足生疔或皮肤破损处多先出现红肿热痛，继而在前臂或小腿内侧皮肤上起红丝一条或数条，迅速向躯干方向走窜，上肢可停于肘部或腋部，下肢可停于腘窝或胯间。腋窝、腹股沟、腘窝处常有臀核肿大疼痛。轻证红丝较细，1~2日可愈，一般无全身症状；重证红丝较粗，可出现结块，一处未愈，他处又起，有的二三处相互串联，可伴恶寒发热、头痛、纳呆、苔黄、脉数等全身症状；若伴有高热、神昏谵语、胸痛、咯血等症状，则为疔疮走黄之象。浅部病变，结块皮色较红；深部病变，结块皮色暗红，或无“红丝”，但可触及条索状肿块和压痛。若结块不消而化脓者，则肿痛加剧，化脓多在发病后7~10日，溃后一般容易收口，若二三处串联贯通，则收口较慢。

（二）辅助检查

血常规检查提示白细胞总数及中性粒细胞比例增高；必要时可行细菌培养及药物敏感试验。

【鉴别诊断】

筋瘤：下肢沿静脉走向有条索状红肿、压痛，发展较慢，全身症状较轻，消退后可出现条索状硬结，周围皮肤呈暗紫色。

【治疗】

本病治疗应着重治疗原发病灶，若脓肿已成，则应切开引流。中医以清热解毒为主，佐以活血散瘀；西医以抗感染治疗为主。

（一）辨证论治

1. 火毒入络证

证候：轻证患肢红丝较细，局部红肿疼痛；全身症状较轻；苔薄黄，脉濡数。

治法：清热解毒。

方药：五味消毒饮（《医宗金鉴》）加减。

2. 火毒入营证

证候：患肢红丝较粗，肿痛明显，迅速向近端蔓延；伴寒战高热，烦躁，头痛，口渴，臀核肿大疼痛；苔黄腻，脉洪数。

治法：凉血清营，解毒散结。

方药：犀角地黄汤（《备急千金要方》）、黄连解毒汤（《肘后备急方》）、五味消毒饮（《医宗金鉴》）加减。

（二）外治法

（1）原发病灶可按“手足部疔疮”处理。

（2）红丝较细者宜用砭镰法，局部皮肤消毒后，沿红丝行走途径以三棱针寸寸挑断，并轻捏针孔周围皮肤，令微出血，或在红丝尽头处挑断，挑断处均盖贴太乙膏掺红灵丹。

（3）初期可用金黄膏、玉露膏外敷；若结块成脓则应切开排脓引流，外敷红油膏；若二三处互相串联贯通者，须切开贯通的脓腔排尽脓液；脓尽后用生肌散、白玉膏收口。

【预防与调护】

（1）积极治疗原发感染灶。

（2）其他参照“手足部疔疮”的预防及调护。

【疔之预防与调护】

（1）因本病具有传染性，患者需严格隔离。使用过的敷料应焚毁，衣物、器械需彻底消毒。

（2）对于疑似烂疔的伤口，应及时使用氧化剂彻底清创，伤口宜敞开、不缝合，避免包扎过紧。

（3）避免赤足活动，加强宣教，预防本病发生。

（4）其他参照“手足部疔疮”的预防及调护。

第三节　痈

【病名释义】

痈是指发生在皮肉之间的急性化脓性疾病。中医文献中有“内痈”“外痈”之分，内痈生于脏腑，外痈则发于体表，两者虽同属痈证范围，但辨证施治上多有不同，本节只叙述“外痈”。本病相当于西医学的皮肤浅表脓肿、急性化脓性淋巴结炎等。其特点是局部光软无头，红肿疼痛（少数初起皮色不变），肿势范围为6～9厘米，发病迅速，易肿，易脓，易溃，易敛，或伴有恶寒发热、口渴等全身症状，一般不会损筋伤骨，也极少造成内陷。痈发无定处，因发病部位不同，有颈痈、腋痈、脐痈、胯腹痈、委中毒等多种名称，但其病因病机及证治基本相同。

【病因病机】

因外感六淫，或外伤染毒，或饮食不节，湿浊内生，留阻皮肉，郁结不散，使局部营卫不和，气血凝滞，化火成毒而成。

【诊断】

（一）临床表现

（1）初起患处皮肉突然肿胀，光软无头，迅速结块，焮热疼痛，少数患者直到酿脓时皮色才转为红色。轻证者可无全身症状；重证者多伴恶寒发热，头痛，恶心，口干口渴，舌黄腻，脉弦滑或洪数等全身症状。

（2）起病后约7日成脓，体虚不能托毒外出者，亦不超过两周。肿势逐渐高突，疼痛剧烈，痛如鸡啄。脓熟者，多伴有发热不退等全身症状。

（3）脓肿破溃，脓液多呈黄白、稠厚；如外伤血肿所致者，夹杂紫色血块；如袋脓及破溃疮口过小者，多脓出不畅，收口愈合缓慢；如气血虚弱者，脓液稀薄，新肉难生，疮口不易愈合。

（二）辅助检查

血常规检查提示白细胞总数及中性粒细胞比例增高；症状严重者应做脓或血细菌培养及药物敏感试验。

【鉴别诊断】

1. 有头疽

好发于项背部，初起即有多个粟粒样脓栓，红肿范围为9～12厘米，溃后状如蜂窝，有明显的全身症状，病程较长。

2. 皮脂腺囊肿（粉瘤）合并感染

患处有结块，中心部位皮肤常见粗大黑色毛孔，挤压可有脂浆溢出，伴有臭味，感染后红肿较局限，脓出夹有粉渣样物，疮口愈合缓慢。

【治疗】

本病治疗初起应以中医消法为主，宜清热解毒、和营消肿，使之消散；中期宜中西医结合治疗，全身症状严重者加用敏感抗生素；后期宜用提脓祛腐、生肌收口之法以加速疮口愈合。

（一）辨证论治

1. 火毒凝结证

证候：患处皮肉突然肿胀，光软无头，迅速结块，焮热疼痛，少数患者直到酿脓时皮色才转为红色，逐渐肿胀扩大，变成高肿发硬；重证者多伴恶寒发热，头痛，恶心，口干口渴；舌淡红或红，苔黄腻，脉弦滑或洪数。

治法：清热解毒，行瘀活血。

方药：仙方活命饮（《校注妇人良方》）。

2. 热胜肉腐证

证候：红热肿痛明显，肿势高突，疼痛剧烈时如鸡啄，溃后脓出肿消痛止；舌红，苔黄，脉数。

治法：和营清热，透脓托毒。

方药：仙方活命饮（《校注妇人良方》）合五味消毒饮（《医宗金鉴》）加减。

3. 气血两虚证

证候：脓水稀薄，疮面新肉不生，色淡红而不鲜或暗红，愈合缓慢；伴面色㿠白无华，神疲乏力，纳呆；舌淡胖，苔少，脉沉细无力。

治法：益气养血，托毒生肌。

方药：托里消毒散（《校注妇人良方》）加减。

（二）外治法

（1）初起可用金黄膏、太乙膏或玉露膏外敷，促进肿胀消退。

（2）成脓应及时切开排脓引流。

（3）溃后宜用药线蘸八二丹或九一丹引流，外盖金黄膏或玉露膏以达到提脓祛腐的效果。脓腐已尽宜用生肌收口之法，用生肌散、太乙膏或生肌白玉膏或生肌玉红膏盖贴。

（4）脓出不畅或袋脓者，宜扩创引流后加压包扎。

【预防与调护】

（1）注意保持皮肤清洁。

（2）平时少食辛辣刺激及肥甘厚腻之品，发病时忌烟酒、辛辣及鱼腥发物，以免助湿热火毒加重病情。

（3）糖尿病患者应控制血糖平稳；有全身症状者应静卧休息，减少患处活动。

一、颈痈

颈痈，又称“痰毒”“时毒”，是指发生在颈部两侧的急性化脓性疾病。本病相当于西医学的颈部急性化脓性淋巴结炎。本病多见于儿童，多发于冬春两季，其特点是初起局部皮色不变，但见肿胀、灼热、疼痛，肿块边界清楚，伴有明显的风温外感症状。

【病因病机】

多因外感风温、风热之邪，挟痰蕴结于少阳、阳明经络而成，亦有因乳蛾、口疳、龋齿或头面疮疖，邪毒循经而达颈部，以致颈痈。

【诊断】

（一）临床表现

多发于冬春季节，常见于儿童，以颈部两侧多发，也可见于耳后、项后、颌下、颏下。发病前多有乳蛾、口疳、龋齿或头面疮疖等，或颈部附近有皮肤黏膜破损史。

初起患处结块，状如鸡卵，皮色不变，但肿胀、灼热、疼痛，活动度不大，伴有恶寒发热，头痛项强，苔黄腻，脉滑数等全身症状；第4~5日，若高热不退，皮色转红，结块肿势高突，疼痛剧烈如鸡啄者，为欲成脓之象，伴有口干，便秘溲赤，苔黄腻，脉滑数等全身症状；第7~10日，若按之中软而有波动感，是为脓成。溃后脓出黄白稠厚，肿消痛止，10~14日愈合。

素体虚或火毒炽盛者，病变可蔓延至对侧，或压迫结喉，形成可危及生命的锁喉痈。形成慢性迁延性炎症者多因大量使用苦寒药物或抗生素治疗所致。结块较坚硬者，需1~2月才能消散，其间可再次复发而化脓。

（二）辅助检查

血常规检查提示白细胞总数及中性粒细胞比例增高。病情严重者可作颈部B超检查。

【鉴别诊断】

痄腮：本病亦多发于儿童，有传染性，常于双侧腮部发病，漫肿色白，酸胀少痛，一般不会化脓，可于颊黏膜腮腺开口处见红肿，进食时有局部疼痛，7~10日消退。

【治疗】

本病治疗中医以散风清热、解毒化痰为主；西医治疗宜早期即使用抗生素治疗。

（一）辨证论治

1．风热痰毒证

证候：初起颈旁或颌下结块，皮色不变，状如鸡卵，活动度不大，灼热疼痛，疼痛可牵引上臂及肩部，逐渐红肿化脓；伴有恶寒发热，头痛项强，咳嗽，口干咽痛，便秘尿赤；舌淡红，苔薄腻，脉滑数。

治法：散风清热，化痰消肿。

方药：牛蒡解肌汤（《疡科心得集》）或银翘散（《温病条辨》）加减。

2．火毒挟痰证

证候：颈部白肿（或红肿），焮热，疼痛，肿势散漫，连及前颈、后颈或耳下，硬结疼痛；伴高热，口渴欲饮，便秘尿赤；舌质红，苔黄腻，脉弦滑。

治法：清热解毒，化痰消肿。

方药：普济消毒饮（《东垣试效方》）加减。

（二）外治法

参见“痈”的外治法。

（三）其他疗法

参见“痈”的西医疗法。

【预防与调护】

参见“痈”的预防与调护。

二、腋痈

腋痈是指生于腋部的急性化脓性疾病。本病相当于西医学的腋下急性化脓性淋巴结炎。其特点是腋下暴肿疼痛，焮热，皮色不变，上肢活动受限，伴有发热恶寒，溃后容易袋脓。

【病因病机】

多由手臂皮肤破损，毒邪乘隙内侵，或有疮疡等化脓性病灶，毒邪循经流窜腋窝所致；或因肝脾郁结，导致局部气滞络阻而成。

【诊断】

（一）临床表现

发病前多有手臂皮肤破损或疮疡等病史。

初起腋窝多见暴肿，皮色不变，焮热疼痛，上肢活动受限，伴有恶寒发热、纳呆等症状。若肿痛日增，寒热不退，势在酿脓。10～14 日后肿块变软，皮色转红，按之中软应指，波动感明显，此为脓成。溃后脓出稠厚，肿痛消失，易收口。若溃后脓流不尽，肿势不退，可能为溃口过小，也可能为切口的位置偏高，引起袋脓，导致引流不畅而迁延难愈，不易收口。

（二）辅助检查

血常规检查提示白细胞总数及中性粒细胞比例增高。病情严重者可作腋窝 B 超检查。

【鉴别诊断】

腋疽：初起肿块推之可动，疼痛不甚，约需 3 个月化脓，溃后脓水稀薄夹有败絮样物质，收口缓慢。

【治疗】

本病治疗中医以清肝解郁、消肿化毒为主；西医治疗宜早期即使用抗生素治疗。

（一）辨证论治

本病以肝郁痰火较为多见。

证候：腋窝暴肿，灼热疼痛，皮色不变，上肢活动受限；伴有发热，心烦，头痛，胸胁牵痛，口干口苦，便秘溲黄；舌红，苔黄，脉弦数。

治法：清肝解郁，消肿散结。

方药：柴胡清肝汤（《外科正宗》）加减。

（二）外治法

（1）参照“痈”的外治法。

（2）切开排脓时，宜循经直开，低位引流，切口应足够大，以便引流通畅。若有袋脓则及时扩创；脓尽可掺生肌散，外盖生肌玉红膏，并加盖棉垫，紧压疮口，以加快愈合。

【预防与调护】

（1）参见“痈”的预防与调护。

（2）疮口收敛后加强上肢的功能锻炼。

（3）保持心情舒畅。

第四节　有头疽

【病名释义】

有头疽是指发生在肌肤间的急性化脓性疾病。相当于西医学的痈。本病多发于项后、背部等皮肤较厚、坚韧之处，以中老年人及糖尿病患者多见，易发生内陷。其特点是初起局部皮肤上即有粟粒样脓头，焮热红肿胀痛，易向深部及周围扩散，脓头亦相继增多，溃后状如蜂窝、莲蓬，其范围可超过 9 厘米，甚至超过 30 厘米。

【病因病机】

外因感受风温、湿热之邪，导致邪毒蕴聚肌肤，气血运行失常而成。内因情志内伤，肝脾郁结，气郁化火；或劳伤虚损，劳损精气，致肾阴亏虚，相火炽盛妄动；或平素恣食膏粱厚味，脾胃运化失常，内生湿热火毒。

总之，本病是由外感风温、湿热，内有脏腑蕴毒，内外互结，毒蕴肌肤，以致营卫不和，气血凝滞，经络阻塞而发。体虚者更易发病，故消渴病患者常患本病。素体阴虚，因水亏火炽，热毒蕴结更甚；气血两虚者，正虚不能托毒外出，往往容易发生内陷。

【诊断】

（一）临床表现

凡是皮肤坚韧、肌肉丰厚者皆可发病，以项、背部多见。多发于中老年人。按照病程演变，可分为四候，古时一候即为 7 日。《疡科心得集·辨脑疽对口论》载："对疽、发背必以候为期，七日成形，二候成熟，三候脱腐，四候生肌。"根据局部症状，临床分为三期：

1. 初期

患处红肿结块，上有粟粒样脓头，有痒痛，继而肿块渐大，向深部和四周扩散，脓头增多，焮热疼痛。伴恶寒发热，头痛，纳差，苔白腻或黄腻，脉滑数或洪数等全身症状。初期约 1 周，此为一候。

2. 中期（溃脓期）

肿块进一步增大，范围常超过 10 厘米，甚则大逾盈尺，化脓溃烂从肿块中央开始，疮面腐烂形似蜂窝，伴壮热口渴、便秘溲赤等症状。若脓液畅泄，红肿热痛随腐肉逐渐脱落而减轻，全身症状亦随之消失。溃脓期在第 2～3 周，此为二至三候。

3. 后期（收口期）

脓腐尽，新肉开始生长，逐渐收口而愈合；亦有腐脱而疮口愈合缓慢的病例。收口期在第 4 周左右，此为四候。

若疽毒内陷，多伴有神昏谵语，气息急促，恶心呕吐，腰痛，尿少，尿赤，发斑等严重全身症状，多见于素体虚弱和消渴病患者。

（二）辅助检查

血常规检查提示白细胞总数及中性粒细胞比例增高。脓液细菌培养多见金黄色葡萄球菌生长。常规检查血糖、尿糖；症状严重者应做血细菌培养及药物敏感试验。

【鉴别诊断】

1. 发际疮

项后发病，突起根浅，肿势范围多小于 3 厘米，可多个簇生，一般无全身症状，易脓、易溃、易敛，病程较短，约 7 日，但易复发，缠绵难愈。

2. 脂瘤染毒

患处平素已有结块，与表皮粘连，但基底部推之可动。其中心表面皮肤常见粗大黑色毛孔，挤压可有脂浆溢出，伴有臭味，感染后红肿较局限，脓出夹有粉渣样物，全身症状较轻。

【治疗】

初、中期中医治疗需辨明虚实，分证论治，再配合西医抗生素治疗；疾病后期以中医扶正托毒为法。若有糖尿病或血糖高者，需将血糖控制在正常范围内。

（一）辨证论治

1. 火毒蕴滞证

证候：肿块高突，根脚收束，灼热疼痛，上有粟粒样脓头，迅速化脓脱腐，脓黄稠；伴发热，头痛，纳差，口渴，便秘溲赤；舌红，苔白腻或黄腻，脉滑数或洪数。

治法：清热化湿，和营托毒。

方药：仙方活命饮（《校注妇人良方》）合黄连解毒汤（《肘后备急方》）加减。

2. 阴虚火炽证

证候：多见于消渴病患者。初期肿势平塌，根脚散漫，疮色紫滞，疼痛剧烈，脓腐难化，脓出稀薄或带血水；伴有高热烦躁，口渴多饮，大便燥结，尿短赤；舌红，苔黄，脉弦细数。

治法：滋阴生津，清热托毒。

方药：竹叶黄芪汤（《医宗金鉴》）加减。

3. 气虚毒滞证

证候：多见于年老体虚、气血不足患者。肿势平塌，根脚散漫，化脓迟缓，闷肿胀痛，疮面灰暗无泽，脓水稀少，色带灰绿，腐肉难脱，疮口成空壳；伴畏寒，高热，或身热不扬，精神萎靡，面色少华，口渴喜热饮，小便频数；舌淡红，苔白或微黄，脉数无力。

治法：扶正托毒。

方药：托里消毒散（《校注妇人良方》）加减。

（二）外治法

1. 初期

火毒蕴滞证宜用金黄膏或千锤膏外敷；阴虚火炽证或气虚毒滞证宜用冲和膏外敷。

2. 中期

脓头破溃，疮口掺八二丹，若脓水稀薄而带灰绿色者，改用七三丹，外敷金黄膏。若腐肉阻塞，脓液积蓄，引流不畅，用五五丹或八二丹药线分别插入疮口，蚀脓引流。若疮肿波动感明显，以手术扩创排脓引流，可作“十”形或双“十”形切开，以使脓出畅达。腐肉过大者，可分次祛除，以不出血为度。清创及切开引流时需注意保留皮肤，以免愈后留疤。

3. 后期

脓腐尽，新肉生，以生肌散掺疮口，外敷白玉膏。若疮口成空腔，皮肉一时不能黏合者，可用垫棉法加压包扎。

【预防与调护】

（1）注意个人卫生，保持皮肤清洁。

（2）患者切忌挤压、碰撞患部。病在头者，用四头带包扎；在上肢者，用三角巾悬吊；在下肢者，宜抬高患肢，减少活动；在背者，宜侧卧而眠。

（3）高热时卧床休息，多饮开水。饮食宜清淡，忌辛辣、鱼腥发物。

（4）糖尿病及血糖升高者，应及时治疗，合理控制饮食。

第五节　丹　毒

【病名释义】

丹毒是指患部皮肤突然发红成片，色如涂丹的急性感染性疾病。本病西医学亦称丹毒，又称急性网状淋巴管炎。丹毒病位多变，因发病部位不同而有不同的病名，如内发丹毒为病在躯干；抱头火丹为病在头面；流火为病在小腿；赤游丹为病在新生儿臀部。虽病名多样，但其基本特点是突然起病，恶寒发热，局部皮肤突然变赤，色如丹涂脂染，边界清楚，焮热肿胀，迅速蔓延，少有化脓破溃，数日内可逐渐痊愈，易复发。

【病因病机】

素体血分有热，或湿热火毒之邪循肌肤破损处（如鼻黏膜、耳道皮肤或头皮等破伤，脚湿气糜烂、毒虫咬伤、臁疮等）乘隙侵入而发。本病总由血热火毒为患，因发病部位不同，其所挟之邪有所不同，如发于头面多挟风热之邪，发于胸腹腰胯多挟肝脾郁火，发于下肢多挟湿热，新生儿发病多挟胎热火毒。

【诊断】

（一）临床表现

好发于下肢及颜面部。多有皮肤或黏膜破损史。

起病突然、急骤，发病前常有恶寒发热、头痛骨楚、胃纳不佳、便秘溲赤、舌红、苔薄白或薄黄、脉洪数或滑数等全身症状。随即小片红斑现于局部皮肤，继而迅速蔓延成大片鲜红斑，边界清楚，略微突出皮面，压之色减，松手即复（因热毒炽盛而出现的紫斑是压之不褪色的）。患处皮肤表面紧张光亮，呈鲜红色，自觉灼热疼痛。本病多预后良好，5～6日后消退，皮色转为暗红或棕黄色，最后脱屑而愈。病情严重者，红斑处可伴发紫癜、瘀点、瘀斑或大小不等的水疱，偶有化脓或皮肤坏死。亦有一边消退，一边发展，连续不断，缠绵数周不愈者。患处邻近臖核可有肿痛。

发于小腿者，愈后容易复发，常因反复发作，导致皮肤粗糙增厚，下肢肿胀而形成象皮腿。新生儿丹毒常游走不定，可有皮肤坏死，全身症状严重。

本病由四肢或头面先发，逐渐向胸腹部蔓延者，是为逆证。新生儿和年老体弱者，火毒炽盛易致毒邪内攻，出现壮热烦躁、神昏谵语、恶心呕吐等全身症状，甚至危及生命。

（二）辅助检查

血常规检查提示白细胞总数及中性粒细胞比例明显增高。

【鉴别诊断】

1．接触性皮炎

有过敏物接触史；在接触部位出现以红肿、水疱、丘疹为主的皮损，伴瘙痒、焮热，多无疼痛及明显的全身症状。

2．类丹毒

发病前多曾被猪骨、鱼骨等刺伤皮肤，或有破损皮肤接触猪肉、鱼虾史。多发于手部，来势慢，范围小，症状轻，常表现为游走性的红紫色斑片，一般不化脓，无明显全身症状。

【治疗】

本病中医药治疗效果良好，中医治疗在内治同时配合外敷等外治法；西医治疗以抗感染为主。若出现毒邪内攻之证，须中西医结合救治。大部分患者经治疗后预后较好。

（一）辨证论治

1．风热毒蕴证

证候：发于头面部，皮肤焮热胀痛，甚则发生水疱，眼胞肿胀难睁；伴恶寒发热，头痛；舌红，苔薄黄，脉浮数。

治法：疏风清热解毒。

方药：普济消毒饮（《东垣试效方》）加减。

2．肝脾湿火证

证候：发于胸腹腰胯部，皮肤红肿胀痛，蔓延迅速，摸之灼手；伴口干，口苦；舌红，苔黄腻，脉弦滑数。

治法：清肝泻火利湿。

方药：柴胡疏肝散（《医学统旨》）、龙胆泻肝汤（《太平惠民和剂局方》）或化斑解毒汤（《肘后备急方》加减。

3．湿热毒蕴证

证候：发于下肢，局部红赤肿胀、灼热疼痛，或有水疱、紫斑，甚则结毒化脓，或皮肤坏死；反复发作者，可成象皮肿；伴发热或低热，胃纳不佳；舌红，苔黄腻，脉滑数。

治法：利湿清热解毒。

方药：五神汤（《辨证录》）。

4. 胎火蕴毒证

证候：发于新生儿，以臀部多见，局部红肿灼热，多呈游走性；或伴壮热烦躁，甚则神昏谵语、恶心呕吐。

治法：凉血清热解毒。

方药：犀角地黄汤（《备急千金要方》）合黄连解毒汤（《肘后备急方》）加减。

（二）外治法

1. 外敷法

以冷开水、鲜丝瓜叶捣烂取汁或金银花露调玉露散或金黄散外敷患处。亦可用荷花、蒲公英、地丁全草、马齿苋及冬青树叶等鲜品捣烂湿敷。干后调换，或以冷开水保持湿润。

2. 引脓法

如流火结毒化脓或皮肤坏死者，可在坏死部位作一小切口引流脓液，掺九一丹，外敷红油膏。

（三）其他疗法

应用抗生素治疗，可用青霉素或头孢类抗生素。

【预防与调护】

（1）患者应卧床休息，多饮水，床边隔离。流火患者应抬高患肢。

（2）有皮肤黏膜破损者，应及时治疗，以免染毒发病。因脚湿气致下肢复发性丹毒患者，须彻底治愈脚湿气，以减少复发。

（3）避免多走、多站及劳累，以防丹毒复发。

第六节　走黄与内陷

走黄与内陷是疮疡阳证在病变发展过程中，因火毒炽盛，或正气不足，导致毒邪走散，内攻脏腑而引起的危险证候。相当于西医学的全身急性化脓性感染，包括脓毒症及菌血症。走黄继发于疔疮，属正盛邪实；内陷因疽毒或疔以外的其他疮疡内攻引起，属正虚邪盛。

一、走黄

【病名释义】

走黄是因疔疮火毒炽盛，又早期失治，导致疔毒未能及时控制，毒入血分，内攻脏腑而发生的一种全身性危急重证。其特点是疮顶忽陷，色黑无脓，肿势迅速扩散，伴寒战高热、心烦作躁、神昏谵妄等七恶证。

【病因病机】

走黄的发生多因火毒炽盛，走散入营，内攻脏腑。疔疮为病，因早期失治，挤压碰伤，过早切开，误食辛热之药及酒肉、鱼腥等发物，以上原因都能促进毒势鸱张，正不胜邪，机体防御功能被破坏，以致邪毒走散，毒入营血，内攻脏腑而成走黄。

【诊断】

（一）临床表现

多有疔疮病史，颜面部疔疮易发走黄。

局部原发病灶处忽然疮顶陷黑无脓，肿势软漫，迅速向四周扩散，皮色暗红，边界不清，护场消失。

全身出现寒战高热，头痛胸闷，烦躁不安，四肢酸软无力，舌红绛，苔多黄燥，脉洪数或弦滑数。或伴恶心呕吐、口渴喜饮、便秘腹胀或腹泻；或伴肢体拘急、骨节肌肉疼痛；或伴发附骨疽、流注等；或伴身发瘀斑、风疹块、黄疸等；甚至出现神昏、呓语谵妄、气喘咳嗽、胁痛痰红、发痉发厥等；或伴手足发冷，脉沉细数等。以上各症每每相兼出现。

（二）辅助检查

血常规检查提示白细胞总数及中性粒细胞比例显著增高。血液、脓液细菌培养与药物敏感试验为抗菌药物选择提供依据。尿液检查可见蛋白、管型及酮体。病情严重者常伴电解质紊乱，肝、肾功能异常，黄疸指数升高。转移性脓肿可由彩色多普勒超声检查、X 线摄片或 CT 检查发现。

【治疗】

本病需中西医结合治疗。中医可参考温病辨证论治，以凉血清热解毒为法，使用中药内服、外敷直折其势；西医早期即要给予大剂量抗菌药物治疗，同时注意抗休克及对症支持治疗。

（一）辨证论治

本病以毒盛入血证多见。

证候：原发病灶处忽然疮顶陷黑无脓，肿势软漫，迅速向四周扩散，皮色暗红，边界不清，护场消失；全身出现寒战高热，严重时可见神昏谵语，头痛，胸闷，烦躁不安；舌红绛，苔多黄糙，脉洪数或弦滑数。或兼七恶证。

治法：凉血清热解毒。

方药：犀角地黄汤（《备急千金要方》）、五味消毒饮（《医宗金鉴》）、黄连解毒汤（《肘后备急方》）三方合并加减。

（二）外治法

疮顶陷黑处用八二丹，盖以金黄膏，周围以冷开水调金黄散或玉露散箍围，须保持湿润。其他参照原发疔疮外治法。

（三）其他疗法

西医疗法：早期即要使用大剂量广谱的抗菌药物，再根据细菌培养及药敏试验结果调整抗菌药物，剂量应足够大，两种以上联用。

【预防与调护】

（1）疔疮尤其是颜面部疔疮切忌挤压、碰破伤口、过早切开排脓，病后应尽早处理。

（2）本病危重，须严密观察病情，每2～4小时测量体温、血压、脉搏、呼吸等情况。

（3）患者要绝对卧床休息，固定患部，减少活动。

（4）饮食宜清淡，忌荤腥发物及甜腻之物，视病情给予素流质、半流质或素普食。

（5）壮热恶寒无汗者，勿使袒露胸腹和当风受凉；壮热不恶寒，头昏烦躁，气急脉数者，头部可用冰袋降温。

二、内陷

【病名释义】

内陷，又称三陷变局、疽毒内陷（因多以有头疽患者并发），是除疔疮以外的其他疮疡阳证疾患，因正气内虚，火毒炽盛，以致毒邪走散，正不胜邪，毒不外泄，反陷入里，客于营血，内传脏腑的一种危急疾病。其特点是疮顶忽然凹陷，或溃疡脓腐未尽而突然干枯无脓，或红活疮面忽变光白板亮，伴邪盛热极或正虚邪盛，或阴阳两竭的全身证候。因内陷的病因和临床表现不同，可分为火陷、干陷、虚陷三种，分别对应有头疽的一至二候毒盛期、二至三候溃脓期、四候收口期。

【病因病机】

内陷的发生主要在于正气内虚，火毒炽盛，加之失治、误治，以致毒邪走散，正不胜邪，毒不外泄，反陷入里，客于营血，内传脏腑。火陷多因阴液不足，火毒炽盛，复因挤压疮口，或失治、误治，以致正不胜邪，毒客营血；干陷多因气血两亏，正不胜邪，不能托毒外出，以致正虚邪盛更甚，而成内闭外脱证；虚陷毒邪虽退，而气血大伤，脾气不复，肾阳虚衰，遂致生化乏源，阴阳两竭，从而余邪走窜入营。

【诊断】

（一）临床表现

内陷多见于老年人，或既往有消渴病史者。脑疽、背疽患者易并发。局部原发病灶处疮顶不高或凹陷，肿势平塌散漫，灼热剧痛或胀痛或不痛，疮色紫滞晦暗，疮面脓少或干枯无脓，脓液灰薄或偶带绿色，腐肉脱而疮面光白板亮，新肉难生。全身出现寒战高热，或虚热不退，头痛，烦躁不安，或精神委顿，甚则神昏谵语，气息喘促或气息低促，胸闷胸痛，咳嗽痰血，胁肋疼痛，恶心呕吐，腹胀腹痛，便秘或泄泻，自汗肢冷，或痉厥，或黄疸等。

火陷发生于疾病初期，为邪盛热极证；干陷发生于疾病中期（溃脓期），为正虚邪盛证；虚陷发生在疾病后期（收口期），为脾肾阳衰或阴伤胃败证。

（二）辅助检查

血常规检查提示白细胞总数及中性粒细胞比例显著增高。血液脓液细菌培养与药物敏感试验常呈阳性；血糖、尿糖多见增高。

【治疗】

本病需中西医结合治疗。中医以扶正达邪、祛邪安正为法，审邪正之消长，随证治之；西医在积极抗感染的同时给予有效的对症治疗及支持疗法。

（一）辨证论治

1. 邪盛热极证（火陷）

证候：疮顶不高或凹陷，肿势平塌，根盘散漫，疮色紫滞，疮口干枯无脓，灼热剧痛；伴壮热口渴，烦躁不安，神昏谵语，或有胁肋隐痛，便秘溲赤；舌红绛，苔黄腻或黄糙，脉洪数、滑数或弦数。

治法：凉血清热解毒，养阴清心开窍。

方药：清营汤（《温病条辨》）合黄连解毒汤（《肘后备急方》）加减，加服安宫牛黄丸（《温病条辨》）或紫雪散（《太平惠民和剂局方》）。

2. 正虚邪盛证（干陷）

证候：局部脓腐不透，疮色灰暗，疮口中心糜烂，脓少而薄，肿势平塌散漫，闷痛、胀痛或微痛；伴恶寒或发热，神疲，食少，自汗，胁痛，神昏谵语，气息喘促；舌淡红，苔黄腻或灰腻，脉虚数；或体温不高，肢冷，便溏，尿频，舌淡，苔灰腻，脉沉细。

治法：补气养血，托毒透邪，清心安神。

方药：托里消毒散（《校注妇人良方》）加减，加服安宫牛黄丸（《温病条辨》)。

3．脾肾阳衰证（虚陷）

证候：局部肿退腐脱，脓液稀薄而灰，偶带绿色，疮面光白板亮，状如镜面，新肉难生，不觉疼痛；虚热不退，形神委顿，纳食日减，或伴腹痛泄泻，自汗肢冷，气息低促；舌淡红，苔薄白或无苔，脉沉细或虚大无力，随即可陷入昏迷厥脱。

治法：温补肾脾。

方药：附子理中汤（《三因极一病证方论》）加减。

4．阴伤胃败证（虚陷）

证候：局部症状与脾肾阳衰证；伴口舌生糜，纳少口干；舌红绛，光如镜面，脉细数。

治法：生津益胃。

方药：益胃汤（《温病条辨》）加减。

（二）外治法

参见“有头疽”。

（三）其他疗法

参照“走黄”的西医疗法。

【预防与调护】

参照“走黄”的预防与调护。

第七节 瘰 疬

【病名释义】

瘰疬，又名“老鼠疮”，是指发生于颈部的慢性化脓性疾病。因其结核累累如串珠样，故名瘰疬，相当于西医学的颈部淋巴结结核。本病以儿童或青年多见，好发于颈部及耳后的一侧或两侧，可延及颌下、锁骨上窝及腋部，病程缓慢。其特点是初起时结核如豆，不红不痛，随后逐渐增大窜生，可互相融合成串，溃后脓液清稀并夹有败絮样物，常常此愈彼溃，形成窦道，经久难敛，愈合后形成凹陷性瘢痕。

【病因病机】

本病因肝气郁结，郁而伤脾，以致脾失健运，痰湿内停，结于颈项而成；肝郁化火，或痰湿郁而化热，下灼肾阴，热胜肉腐而成脓，溃后脓水淋漓，耗气伤血，经久难愈。或因肺肾阴亏，阴虚火旺，肺不布津，炼液为痰，痰火凝结于颈项而成。

【诊断】

（一）临床表现

1. 初期

颈部一侧或双侧结块如豆，单个或数个成串，不红不热不痛，推之可动，按之坚实，可数月不溃，一般无伴全身症状。

2. 中期

淋巴结结核逐渐增大，皮核粘连。数个相邻淋巴结可融合成块，推之不动，渐有痛感；若脓成后则按之应指，微热微痛，常在波动最明显处皮肤转为暗红，可伴低热、乏力、食欲不振等全身症状。

3. 后期

液化成脓的淋巴结切开或破溃后，脓液清稀并夹有败絮样物，疮口呈潜行性空腔，疮面肉色苍白，四周皮色紫暗，疮口久不收敛，常此愈彼溃，形成窦道。常伴潮热盗汗，五心烦热，咳嗽痰少等肺肾阴亏的症状；或低热，面色少华，倦怠乏力，头晕失眠，经闭等气血两亏的症状；或腹胀食少便溏，形体消瘦等脾虚不运的症状。

（二）辅助检查

结核菌素试验呈阳性，红细胞沉降率可加快。脓液涂片检查可找到结核杆菌。活体组织病理检查有助于明确诊断。

【鉴别诊断】

1. 颈痈

初起患处结块，状如鸡卵，皮色不变，但肿胀、灼热、疼痛，活动度不大，逐渐漫肿坚实，焮热疼痛，多有恶寒发热、头痛项强，苔黄腻，脉滑数等风温外感症状，易消，易溃，易敛。

2. 失荣

中、老年多见。多由口腔、鼻咽部或脏腑的岩转移至颈部，肿块坚硬如石，形如堆栗，表面高低不平，推之不移，生长迅速，溃破之后，创面如石榴样，血水淋漓，多伴头痛、鼻衄等症状。

【治疗】

中医治疗以扶正祛邪为总则，按初、中、后期辨证论治；西医治疗予以抗结核治疗。

（一）辨证论治

1. 气滞痰凝证

证候：多发于瘰疬初期。肿块坚实，其大如豆，一个或数个不等，不红不热不痛，推之可动；无伴明显全身症状；苔黄腻，脉弦滑。

治法：疏肝理气，化痰散结。

方药：逍遥散（《太平惠民和剂局方》）合二陈汤（《太平惠民和剂局方》）加减。

2．阴虚火旺证

证候：结核逐渐增大，皮核粘连。相邻淋巴结结核可融合成块，推之不动，渐有痛感，皮色渐暗红；伴潮热盗汗、乏力等全身症状；舌红，苔少，脉细数。

治法：滋阴降火。

方药：六味地黄丸（《小儿药证直诀》）合清骨散（《证治准绳·类方》）加减。

3．气血两虚证

证候：结核切开或破溃后，脓液清稀，淋漓不尽，并夹有败絮样物；伴形体消瘦、面色少华，倦怠乏力；舌淡，苔薄，脉细。

治法：益气养血。

方药：香贝养营汤（《医宗金鉴》）加减。

（二）外治法

1．初期

用冲和膏或阳和解凝膏掺黑消退外敷，5～7 日换药一次。

2．中期

冲和膏外敷，若脓成未熟，改用千锤膏；脓熟则切开排脓，切口宜大或作“十”形切口，以便引流充分。

3．后期

结核溃后，首用五五丹或七三丹，再用八二丹药线引流，或药棉嵌入疮口，以红油膏或冲和膏外敷。脓腐尽，肉芽鲜红者，改用生肌散、白玉膏；若肉芽高出皮面，可用千金散棉嵌，至胬肉平整后改用生肌散、白玉膏；若空腔或窦道者，可用千金散药线，亦可手术扩创清除坏死组织，或行挂线手术。

（三）其他疗法

西医疗法：抗结核治疗，轻证多采用口服异烟肼 6～12 个月，其他部位有结核病变或伴有全身症状者，须加用乙胺丁醇、利福平或阿米卡星。

【预防与调护】

（1）注意休息，保持心情舒畅，情绪稳定，节制房事。

（2）适量增加富有营养的食物，忌食辛辣刺激之物、酒类及鱼腥等发物。

（3）积极治疗其他部位的结核病变。

第七章　皮肤病及性传播疾病

第一节　热　疮

【病名释义】

热疮相当于西医学的单纯疱疹。本病是发热后或在发热过程中所发生的一种急性疱疹性皮肤病。其特点是皮损好发于皮肤黏膜交界处，成群的水疱，基底色红，有的互相融合，大多1周左右痊愈，易复发。《圣济总录》："热疮本于热盛，风气因而乘之，故特谓之热疮。"本病好发于口唇、鼻孔周围、面颊、外阴等皮肤黏膜交界处。多见于高热患者的发病过程中，如感冒、猩红热、疟疾等。

【病因病理】

外感风温热毒，客于肺、胃二经，热毒互结，蕴蒸皮肤而生；肝经湿热下注，阻于阴部而成疮；阴虚内热所致，因热邪伤津，虚热内扰，故反复发作。

【诊断】

（一）临床表现

本病好发于皮肤黏膜交界处，常见于口角、唇缘、鼻孔周围、面颊及外阴等部位。皮损初起为红斑，灼热而痒，其上见针头大小簇集成群的丘疹、水疱，内含透明浆液，疱破后形成糜烂、结痂，脱痂后一般无疤痕，有少数留有轻微色素沉着。病程1~2周，易反复发作。

一般无全身不适。发病前，患处皮肤有发紧、烧灼、痒痛感。发于眼部者，常有刺痒、疼痛、怕冷、发热等风热毒盛的症状；发于口角唇缘或口腔黏膜者，可引起颌下或颈部臖核肿痛；发于外阴者，水疱易糜烂染毒，可伴有发热、便干、溲赤、尿频、尿痛、苔黄、脉数等湿热下注的症状；反复发作多年不愈者，常有咽干、口渴、舌红、脉数等阴虚内热的症状。

（二）辅助检查

血常规可见白细胞降低或正常；疱疹基底部刮取物、活检组织标本固定后染色镜检可见到多核巨细胞和核内嗜酸性包涵体；感染部位分泌物、疱液、脑脊液、血液标本进行细胞培养，可分离出单纯疱疹病毒。

【鉴别诊断】

1．蛇串疮（相当于带状疱疹）

发病前伴有全身症状，皮疹多见于腰肋间，呈簇状、带状排列，刺痛，发于面部者，多沿三叉神经或面部神经的分支分布，常引起剧痛，病程一般2～4周。

2．黄水疮（相当于脓疱疮）

好发于面部等暴露部位；初起为水疱，继而形成脓疱，疱破结痂较厚，呈灰黄色。有传染性，多发于儿童，夏秋多见。

【治疗】

临床上本病有初起与复发的不同，原发性单纯疱疹治疗比较容易，以清热解毒治之；复发性单纯疱疹治疗则比较棘手，患者多表现为气阴不足，邪热内蕴，所以治疗上不能只是祛邪攻邪，应祛邪与扶正并治，必要时可采用中西医结合治疗。

（一）辨证论治

1．肺胃热盛证

证候：多见于口角、唇缘、鼻孔及面颊等处，皮损呈群集小疱，灼热刺痒；伴口干心烦、溲黄便干；舌红，苔黄，脉弦滑数。

治法：疏风清热。

方药：辛夷清肺饮（《外科正宗》）合竹叶石膏汤（《伤寒论》）加减。

2．湿热下注证

证候：多见于阴部、外生殖器等处，皮损为小水疱、糜烂、溃疡，自觉烦热或疼痛；伴小便色赤，大便秘结或尿频、尿痛；舌红，苔黄腻，脉滑数。

治法：清热利湿。

方药：龙胆泻肝汤（《兰室秘藏》）加减。

3．阴虚内热证

证候：皮损反复发作；伴口干唇燥，午后低热；舌红，苔薄，脉细数。

治法：滋阴清热。

方药：增液汤（《温病条辨》）加减。

（二）外治法

初起者局部酒精消毒，用三棱针或一次性5号注射针头浅刺放出血水。

局部外用药以清热、解毒、干燥、收敛为主。疱疹为主时可用紫金锭磨水外搽，或金黄散蜂蜜调敷；结痂期以青吹口散油膏、黄连膏外涂，每日2～3次。

（三）其他疗法

本病具有自限性。西医治疗原则为缩短病程，预防感染和并发症，防止复发。

【预防与调护】

（1）有复发倾向者，应去除诱因，加强身体锻炼。

（2）急性皮疹期应保持局部清洁，防止继发感染。

（3）饮食宜清淡，忌辛辣炙煿、肥甘厚味之品。

第二节　蛇串疮

【病名释义】

蛇串疮相当于西医学的带状疱疹。本病是一种皮肤上出现成簇水疱，呈身体单侧带状分布，痛如火燎的急性疱疹性皮肤病。其皮损特点为常见成簇水疱沿身体一侧周围神经分布区呈带状分布，累累如串珠，局部刺痛或伴臖核肿大。又因皮损最多见于腰肋间，故有腰缠火丹之称，亦称为火带疮、蛇丹、蜘蛛疮等。本病多见于成年人，以春夏秋季多发。

【病因病机】

多由于情志内伤，肝气郁结，久而化火，肝经蕴热，外溢皮肤而发；或脾失健运，湿邪内生；或感染毒邪，湿热火毒蕴结肌肤而成；年老体弱者，多因血虚肝旺，气血凝滞，而致疼痛剧烈，病程迁延。总之，本病初期以湿热火毒为主，后期是正虚血瘀，兼夹湿邪为患。

【诊断】

（一）临床表现

发病初期，其皮损为带状的红色斑丘疹，继而出现粟米至黄豆大小簇集成群的水疱，累累如串珠，聚集一处或数处，排列呈带状，疱群之间间隔正常皮肤，疱液初澄明，数日后疱液混浊化脓，或部分破裂，重者有出血点、血疱或坏死。轻者无皮损，仅有刺痛感，或稍潮红，无典型的水疱。皮损好发于腰肋部、胸部或头面部，多发于身体一侧，常单侧性沿皮神经分布，一般不超过正中线。发于头面部者，尤以眼部和耳部者病情较重，疼痛剧烈，伴有附近臖核肿痛，甚至影响视力和听觉。

发病前患部皮肤常有感觉过敏，皮肤灼热刺痛，伴全身不适，疲乏无力，轻度发热等前驱症状，有时疼痛伴随皮疹同时出现，有时疼痛发生 1～3 日后或更长时间才出现皮疹。皮肤刺痛轻重不等，儿童疼痛轻微，年老体弱者疼痛剧烈，常扩大到皮损范围之外，部分中、老年患者皮损消退后可遗留顽固性神经痛，常持续数月，甚至更久时间。

（二）辅助检查

参照“热疮”。

【鉴别诊断】

1．热疮（相当于单纯疱疹）

好发于皮肤与黏膜交界处，疼痛不著，多见于高热病过程中，有反复发作倾向。

2．接触性皮炎

有明显接触史，皮疹与神经分布无关，自觉烧灼、剧痒，无神经痛。

【治疗】

本病中医治疗早期以清热利湿为主，后期以活血通络止痛为主。体虚者，以扶正祛邪与通络止痛并用。本病的发生多在肝胆经循行部位，故临床上治疗时要多注意从肝论治。本病西医治疗以抗病毒为主。

（一）辨证论治

1．肝经郁热证

证候：皮损鲜红，灼热刺痛，疱壁紧张；自觉口苦咽干，烦躁易怒，大便干结或小便黄赤；舌质红，苔薄黄或黄厚，脉弦滑数。

治法：清泄肝火，解毒止痛。

方药：龙胆泻肝汤（《兰室秘藏》）加减。

2．脾虚湿蕴证

证候：皮损色淡，疼痛较轻，疱壁松弛；口不渴或渴不欲饮，纳差腹胀，大便时溏；女性患者见白带较多；舌质淡，舌体稍胖，苔白或白腻，脉沉缓或滑。

治法：健脾利湿，解毒消肿。

方药：除湿胃苓汤（《医宗金鉴》）加减。

3．气滞血瘀证

证候：皮疹减轻或消退，但局部疼痛不止，时轻时重，可持续数周或数月，甚至更长时间；舌质暗红或有瘀点，舌苔白，脉弦细。

治法：活血化瘀，通络止痛。

方药：柴胡疏肝散（《医学统旨》）合桃红四物汤（《医宗金鉴》）加减。

（二）外治法

（1）疾病初起疱疹显著，肿胀渗液者，宜予以10%黄柏溶液局部湿敷或外搽三黄洗剂等，每日2～3次。

（2）若水疱大而疱壁紧张，可用消毒针头刺破，以减轻胀痛。

（3）水疱破后，用黄连膏、四黄膏或青黛膏外涂；有坏死者，用九一丹或红油膏换药。

（三）其他疗法

1. 针灸疗法

取穴内关、阳陵泉、足三里。局部周围卧针平刺，留针 30 分钟，每日 1 次。疼痛日久者，加支沟；或加耳针，刺肝区，埋针 3 天；或阿是穴强刺激。

2. 西医疗法

急性期以止痛、缩短病程、防止继发感染为原则。

【预防与调护】

（1）发病期间应保持心情舒畅，以免肝郁气滞化火加重病情。

（2）生病期忌食肥甘厚味和鱼腥海味之物，饮食宜清淡，多吃蔬菜、水果。

（3）忌用热水烫洗患处，内衣宜柔软宽松，以减少摩擦。

（4）皮损局部保持干燥、清洁，忌用刺激性强的软膏涂敷，以防皮损范围扩大或加重病情。

第三节　疣

【病名释义】

疣是指发生于皮肤浅表的一种良性赘生物，系由人类乳头瘤病毒引起的一组以细胞增生反应为主的皮肤病。本病西医学亦称为疣，一般分为寻常疣、扁平疣、传染性软疣、掌跖疣和丝状疣等。因其皮损形态及发病部位不同而名称各异，如：

发于手背、手指、头皮等处者，称千日疮、疣目、枯筋箭或瘊子。

发于颜面、手背、前臂等处者，称扁瘊。

发于胸背部有脐窝的赘疣，称鼠乳。

发于足跖部者，称跖疣。

发于颈周围及眼睑部位，呈细软丝状突起者，称丝状疣或线瘊。

尖锐湿疣归入性传播疾病内讨论。

【病因病机】

本病初期多由风热毒邪搏于肌肤而生，由于怒动肝火，肝旺血燥，筋气不荣，肌肤不润所致。此外，跖疣多由局部气血凝滞而成，外伤、摩擦常为其诱因。

1. 血热风燥

肝经血燥，血不养精，筋气不荣，风热邪外搏于肌肤而成。

2. 湿热血瘀

湿热邪毒侵袭，营卫失和，气机受阻，血行不畅，浸淫肌肤，肌肤失养所致。

3. 风热蕴结

外感风热之邪，阻于肌肤而成。

4. 热瘀互结

病程日久，气血运行不畅，郁而化热，热血瘀结，肌肤失养而成。

【诊断】

（一）临床表现

1. 疣目

本病相当于西医学的寻常疣。多发于儿童及青年。

局部皮损表现为隆起的赘生物，小如粟粒，大如黄豆，突出表面，色呈灰白或污黄，表面蓬松枯槁，状如花蕊，少者一二处，多则数十处，有时可呈群集状。生在指甲缘者，可向甲下蔓延，增大时可将指甲顶起。大多数无自觉症状，用两手指轻轻压之则有疼痛感，碰撞或摩擦后易出血。本病当原发的母疣治愈后，在其周围继发的子疣有时能自行消失或脱落。发于头皮的损害为单个或多个堆在一起，呈指状突起，尖端呈角质样，常因搔抓、梳头破损而出血。

2. 扁瘊

本病相当于西医学的扁平疣。多发于青年男女，故又称青年扁平疣。

皮损为表面光滑的扁平丘疹，如针头、米粒到黄豆大小，呈淡红色、褐色或正常皮肤颜色。数目很多，散在分布，或簇集成群，有的互相融合，有时由于搔抓，新的损害沿着表皮剥蚀处发生，形成一串。好发于面部和手背。一般无自觉症状，成批发生时，偶有瘙痒感，有时皮疹可自行消退，但也可复发。

3. 鼠乳

本病相当于西医学的传染性软疣。多见于儿童。

基本损害为粟米至黄豆大半球形丘疹，微红或正常肤色，表面光滑。顶部有脐窝，可挤出豆渣样物质。好发于躯干、肩胛、臀及四肢等处。皮疹数目不等，常疏散分布。

4. 跖疣

本病相当于西医学的掌跖疣。发生在手掌、足底或指（趾）间。

皮损初起为一细小发亮的丘疹，以后逐渐增大，表面角化，粗糙不平，呈灰褐、灰黄或淡灰色，中心微凹，外周有稍带黄色高起的角质环，除去表面角质后，可见疏松的白色乳头状角质物，用针挑刺后容易出血，数目多时可融合成片，有明显的压痛，用手挤之则疼痛更剧。常在外伤部位发生，足部多汗者易生本病。

5. 丝状疣

中年妇女较多见。多生于颈项或眼睑部位。

皮损为单个细软的丝状突起，呈褐色或淡红色，可自行脱落，不久又可长出新的皮损。一般无自觉症状。

（二）辅助检查

皮损处组织病理检查，不同类型疣的组织病理表现有差异，但均以颗粒层、棘层上部细胞空泡化和电镜下核内病毒颗粒为共同特征。

【鉴别诊断】

1. 扁平苔藓

与扁瘊相鉴别。本病多发于四肢伸侧、背部、臀部；皮疹为多角形扁平丘疹，表面有蜡样光泽，多数丘疹可融合成斑片，呈暗红色；一般瘙痒较重。

2. 鸡眼

与跖疣相鉴别。鸡眼多生于足底和趾间；损害为圆锥形的角质增生，表面为褐黄色鸡眼样的硬结嵌入皮肉；压痛明显，步履疼痛。

【治疗】

本病以清热解毒散结为主要治法。扁平疣、疣目数目较多时，宜内外合治，其余疣多采用外治为主。轻证皮损数目少可单用外治疗法，或其他疗法。重证患者皮损泛发，需内外治并用。

（一）辨证论治

1. 疣目

（1）风热血燥证。

证候：疣目结节如豆，坚硬粗糙，大小不一，高出皮肤，色黄或红；舌红，苔薄，脉弦数。

治法：养血活血，清热解毒。

方药：治瘊方（经验方）加减。

（2）湿热血瘀证。

证候：疣目结节疏松，色灰或褐，大小不一，高出皮肤；舌暗红，苔薄，脉细。

治法：清化湿热，活血化瘀。

方药：紫兰方（赵炳南《简明中医皮肤病学》）加减。

2. 扁瘊

（1）风热蕴结证。

证候：皮疹淡红，数目较多，或微痒或不痒，病程短；伴口干不欲饮；舌红，苔薄白或薄黄，脉浮数或弦。

治法：疏风清热，解毒散结。

方药：马齿苋合剂（经验方）加减。

（2）热瘀互结证。

证候：病程较长，皮疹较硬，大小不一，其色黄褐或暗红，不痒不痛；舌红或暗红，苔薄白，脉沉弦。

治法：活血化瘀，清热散结。

方药：桃红四物汤（《医宗金鉴》）加减。

3. 其他疣

鼠乳、跖疣、丝状疣，不需内服治疗。疣目及扁瘊皮损少者，亦不需内服治疗。

（二）外治法

（1）寻常疣可选用推疣法、鸦胆子散敷贴法、电灼法、激光烧灼。

（2）扁平疣可选用洗涤法、涂法。

（3）传染性软疣用消毒针挑破，挤出白色乳酪样物，再用碘酒或苯酚外涂。

（4）跖疣可选用推疣法、结扎法、激光烧灼。

（三）针灸疗法

针灸疗法适用于疣目、跖疣。

（1）针刺疗法。

用针尖从疣顶部刺入到达基底部，四周再用针刺以加强刺激，针后挤出少许血液，有效者 3 ~4 日即可萎缩逐渐脱落。

（2）艾灸疗法。

疣目少者，可用艾柱着疣上灸之，每日 1 次，每次 3 壮，至脱落为止。

【预防与调护】

（1）扁瘊忌搔抓，抓破后损害加重。

（2）疣目应避免摩擦和撞击，以防出血。生于甲下者，疼痛异常，宜早治。

（3）跖疣避免挤压。

（4）鼠乳应保持局部清洁，抓破后可自身接种，避免继发感染。

第四节　癣

【病名释义】

癣是指发生在皮肤、毛发、指（趾）甲的浅部真菌性皮肤病。本病根据发病部位，有不同的名称，如发于头部毛发的白秃疮、肥疮，相当于西医学的头癣；发于手部的称鹅掌风，相当于西医学的手癣；发于足部的脚湿气，相当于西医学的足癣；又如好发于面颈及躯干部的圆癣、紫白癜风，分别属于西医的体癣及花斑癣范畴等。癣都具有传染性、长期性和广泛性的特征，一直是皮肤病防治工作的重点。本节只讨论浅在的常见皮肤真菌病，如头癣、手脚癣、体癣等。

【病因病机】

皮肤浅部癣总由生活、起居不慎，感染真菌，复因风、湿、热邪外袭，郁于腠理，淫于皮肤所致。

1．风湿毒聚

因外受风、热湿毒之邪，郁于腠理，淫于皮肤所致。

2．湿热下注

久居湿地或感染湿毒，脾胃二经湿热下注而成。

3．风盛血燥

郁热化燥，气血不和，肤失营养所致，则见皮肤肥厚、燥裂、瘙痒。

【诊断】

（一）临床表现

1．白秃疮

白秃疮相当于西医学的白癣。

本病是头癣的一种，多见于学龄儿童，男性多于女性。皮损特征是在头皮有大小不一、圆形灰白色鳞屑性斑片。病损区毛发干枯无泽，常在距头皮0.3～0.8 厘米处折断而呈参差不齐状。头发易于拔落且不疼痛，病发根部包绕有白色鳞屑形成的菌鞘。自觉瘙痒。青春期可自愈，秃发也能再生，不遗留瘢痕。

2．肥疮

肥疮相当于西医学的黄癣。

本病为头癣中最常见的一种，俗称“黄瘌”，多见于农村，好发于儿童。皮损多从头顶部开始，渐及四周，可累及全头部，头皮四周约 1 厘米宽的区域不易受损。初起红色丘疹，或有脓疱，干后结痂蜡黄色。其特征是有黄癣痂堆积。癣痂呈蜡黄色，肥厚，富黏性，边缘翘起，中心微凹，上有毛发贯穿，质脆易粉碎，有特殊的鼠尿臭。除去黄癣痂，其下为鲜红湿润的糜烂面，病变部位可相互融合，形成大片黄痂。病变区头发干燥，失去光泽。久之毛囊被破坏而成永久性脱发。当病变痊愈后，则在头皮留下广泛、光滑的萎缩性疤痕。

本病多由儿童期染病，延至成年始趋向愈，甚至终生不愈。少数糜烂化脓，常致附近出现臖核肿痛。

3. 鹅掌风

鹅掌风相当于西医学的手癣。

本病以成年人多见，男女老幼均可染病。多数为单侧发病，也可波及双手。夏天起水疱病情加重，冬天则枯裂疼痛明显。皮损特点是：初起为掌心或指缝水疱或掌部皮肤角化脱屑、水疱。水疱多透明如晶，散在或簇集，瘙痒难忍。水疱破后干涸，叠起白屑，中心向愈，四周继发疱疹，并可延及手背、腕部。若反复发作后，可致手掌皮肤肥厚，枯槁干裂，疼痛，屈伸不利，宛如鹅掌。损害若侵及指甲，可使甲板被蛀蚀变形，甲板增厚或萎缩翘起，色灰白而成灰指甲（甲癣）。鹅掌风病程为慢性，可反复发作。

4. 脚湿气

脚湿气相当于西医学的脚癣。

本病以脚丫糜烂瘙痒伴有特殊臭味而得名。若皮损处感染邪毒，足趾焮红肿痛，起疱糜烂渗液而臭者，称“臭田螺”“田螺疮”。我国南方地区气温高，潮湿，发病率高。多发于成年人，儿童少见。夏秋病重，多为起水疱、糜烂；冬春病减，多干燥裂口。脚湿气主要发生在趾缝，也见于足底。以皮下水疱、趾间浸渍糜烂、渗流滋水、角化过度、脱屑、瘙痒等为特征。分为水疱型、糜烂型、脱屑型，但常以1~2种皮肤损害为主。

（1）水疱型。

水疱型多发在足弓及趾的两侧，为成群或分散的深在性皮下水疱，瘙痒，疱壁厚，内容物清澈，不易破裂。数天后干燥脱屑或融合成多房性水疱，撕去疱壁可显示蜂窝状基底及鲜红色糜烂面。

（2）糜烂型。

糜烂型发生于趾缝间，尤以3、4趾间多见。表现为趾间潮湿，皮肤浸渍发白。如将白皮除去后，基底呈鲜红色。剧烈瘙痒，往往搓至皮烂疼痛，渗流血水方止。此型易并发感染。

（3）脱屑型。

脱屑型多发生于趾间、足跟两侧及足底。表现为角化过度、干燥、粗糙、脱屑、皲裂。常由水疱型发展而来，且老年患者居多。

水疱型和糜烂型常因抓破而继发感染，致小腿丹毒、红丝疔或足丫化脓，局部红肿，趾间糜烂，渗流腥臭滋水，胯下臀核肿痛，并可出现形寒发热、头痛骨楚等全身症状。

5. 圆癣

圆癣相当于西医学的体癣。

本病因皮损多呈钱币状、圆形，故名圆癣，亦称铜钱癣。发于股胯、外阴等处者，称阴癣（股癣）。以青壮年男性多见，多发于夏季，好发于面部、颈部、躯干及四肢近端。

圆癣初起为丘疹或水疱，逐渐形成边界清楚的钱币形红斑，其上覆盖细薄鳞屑。病灶中央皮疹消退，呈自愈倾向，但向四周蔓延，有丘疹、水疱、脓疱、结痂等损害。圆癣的皮损特征为环形、多环形，边界清楚，中心消退，外围扩张的斑块。斑块一般为钱币大或更大，多发时可相互融合形成连环形。若发于腰间，常沿扎裤带处皮肤多汗潮湿处传播，形成带形损害。

阴癣发于胯间与阴部相连的皱褶处，向下可蔓延到阴囊，向后至臀间沟，向上可蔓延至下腹部。由于患部多汗潮湿，易受摩擦，故瘙痒明显，发展较快，皮肤损害基本同圆癣。自觉瘙痒，搔抓日久，皮肤可呈苔藓样变，病情多在夏季发作或扩大，入冬痊愈或减轻。

6. 紫白癜风

紫白癜风相当于西医学的花斑癣，俗称汗斑。

本病常发于多汗体质青年，可在家庭中互相传染。皮损好发于颈项、躯干，尤其是多汗部位以及四肢近心端，为大小不一、边界清楚的圆形或不规则的无炎症性斑块，色淡褐、灰褐至深褐色，或轻度色素减退，或附少许糠秕状细鳞屑，常融合成片。有轻微痒感，常夏发冬愈，复发率高。

（二）辅助检查

1. 真菌直接镜检

将取得的病变部鳞屑或分泌物，用氢氧化钾涂片镜检，方法简单、快速，较易掌握。但镜检仅能确定菌丝和孢子的有无，阳性表示真菌存在，一次阴性不能完全否定。

2. 真菌培养

取得的病变部鳞屑或分泌物，需做鉴定菌种的培养。深部真菌病需做病变组织的病理学检查。

【鉴别诊断】

1. 白屑风

与白秃疮相鉴别。白屑风无传染性，发病以中青年居多，白色鳞屑堆叠，伴有脱发而无断发，局部鳞屑镜检真菌阴性。

2. 头部湿疮

与肥疮相鉴别。湿疮生头部，有丘疱疹、糜烂、流滋、结痂等多形性损害，瘙痒，一般不脱发。

本病尚须注意与掌跖角化病、白癜风相鉴别。

【治疗】

本病以杀虫止痒为主要治法，并以外治为主，必须彻底治疗。若皮损泛发，或并发感染，宜全身与局部治疗相结合。抗真菌西药有一定的优势，可中西药合用。

（一）辨证论治

1. 风湿毒聚证

证候：肥疮、鹅掌风、脚湿气，症见皮损泛发，蔓延浸淫，或大部分头皮毛发受累，黄痂堆积，毛发脱头秃；或手如鹅掌，皮肤粗糙，或皮下水疱；或趾丫糜烂，瘙痒剧烈；苔薄白，脉濡。

治法：祛风除湿，杀虫止痒。

方药：消风散（《外科正宗》）加减或苦参汤（《疡科心得集》）加减。

2. 湿热下注证

证候：脚湿气伴化脓感染，足背红肿，足丫糜烂，渗液臭秽，或见红丝上窜；或伴形寒高热；舌红，苔黄腻，脉滑数。

治法：清热解毒渗湿。

方药：湿重于热者用萆薢渗湿汤（《疡科心得集》），湿热兼瘀者用五神汤（《辨证录》），湿热并重者用龙胆泻肝汤（《医方集解》）。

3. 风盛血燥证

证候：白秃疮、鹅掌风，症见皮损广泛，头部白屑斑驳，断发脱发，或手如鹅掌，粗糙开裂，瘙痒难忍或疼痛，手部屈伸不利；舌苔薄白或薄腻，脉细。

治法：疏风止痒，养血润肤。

方药：消风散（《外科正宗》）合四物汤（《太平惠民和剂局方》）加减。

（二）外治法

1. 白秃疮、肥疮

关键在于将病发连根拔去。外涂一扫光或雄黄膏、硫磺膏，每日 1～2 次，连续 2～3 周。

2. 鹅掌风、脚湿气

（1）水疱型。

可选用 1 号癣药水、2 号癣药水及复方土槿皮酊外搽；二矾汤熏洗；鹅掌风浸泡方或藿黄浸剂（藿香30克，黄精、大黄、皂矾各12克，醋1千克）浸泡。

（2）糜烂型。

1∶1 500高锰酸钾溶液、3%硼酸溶液、二矾汤、苦参汤或半边莲60克煎汤待温，浸泡15分钟，续用青黛散外扑。

（3）脱屑型。

可选用雄黄膏、硫磺膏、疯油膏、铍宝消炎癣湿药膏外搽，每日3次。或外加用油纸包扎，每晚1次。

3. 灰指（趾）甲

用棉花蘸2号癣药水或复方土槿皮酊浸渍甲部，每日1次，每次10分钟。大伏天可用鹅掌风浸泡方浸泡。亦可用白凤仙花捣烂涂甲上，用布封包，每日更换1次，直至好转为止。

4. 圆癣、紫白癜风

可选用1号癣药水、2号癣药水、复方土槿皮酊等外搽。若为阴癣，则可予以雄黄膏外搽；若皮损破溃糜烂，则可予以青黛膏外搽。

【预防与调护】

（1）加强癣病基本知识的宣传，对幼儿园、学校、理发室、浴室、旅店等公共场所要加强卫生管理。

（2）重视个人卫生，不用他人毛巾、脚盆，不共穿拖鞋等。

（3）同住者或患者家属如有癣病，应同时进行治疗。

（4）针对不同癣病传染途径做好消毒灭菌工作。对患有癣病的动物应及时处理，以杜绝传染源。

第五节　湿　疮

【病名释义】

湿疮是一种常见、多发的过敏性炎症性皮肤病。本病相当于西医学的湿疹。其特点为皮疹多形，易于渗出，对称分布，自觉瘙痒，倾向湿润，反复发作，缠绵难愈。中医文献记载有浸淫疮、血风疮、粟疮等多种名称。男女老幼均可发病，而以过敏体质者为多见，冬季易于复发，也可无季节差异。急性者多泛发全身，慢性者皮损往往局限于某一部位，亚急性者可介于两者之间，而不同部位的皮损，也可有其特殊的表现，因此也有不同的名称。如发于耳部者，称为旋耳疮；发于手足部者，称为瘑疮；发于阴囊部者，称为肾囊风；发于脐部者，称为脐疮；发于四肢弯曲部者，称为四弯风；发于乳头者，称为乳头风。

【病因病机】

由于禀赋不耐，饮食失节，又兼外受风邪，内外两邪相搏，风湿热邪浸淫肌肤所致。

1．湿热浸淫

急性者以湿热为主。或禀赋不耐，脾胃失司，内有胎火湿热，外受风湿热邪，蕴阻肌肤而成，或风湿热邪侵袭，营卫失和，气机受阻，湿热蕴结，浸淫肌肤所致。

2．脾虚湿蕴

亚急性者多与脾虚不运，生湿壅热有关。或饮食失节，伤及脾胃，脾失健运，湿热内生，留恋于内不得疏泄，外泛肌肤而成。

3．血虚风燥

慢性者因病久迁延不愈，耗伤气血，血虚则生风生燥，肌肤失去濡养而成。

【诊断】

（一）临床表现

1．急性湿疮

急性湿疮相当于西医学的急性湿疹。

（1）皮疹可发生在体表任何部位，亦可泛发全身。好发于四肢屈侧（肘窝、腘窝）、头面、手足背、阴囊、女阴、肛周等处，常对称分布，也有不对称者。

（2）皮疹表现为多形性（红斑、丘疹、水疱、糜烂、渗液、结痂等），边界不清楚。一般开始时患处出现边界不清楚的片状水肿性红斑。随着病情的发展，在红斑继续向四周扩展的同时，常在红斑上或周围皮肤出现多数红色小丘疹。红色丘疹可演变成丘疱疹或水疱。合并感染时可出现脓疱，常因搔抓后水疱破裂形成糜烂、渗液、结痂。在发病过程中，可见2～3种以上皮疹同时存在。

（3）自觉瘙痒剧烈，病程为急性发作，有复发和形成慢性倾向。

2．亚急性湿疮

亚急性湿疮相当于西医学的亚急性湿疹。

常因急性湿疹未能及时治愈或处理不当致病程迁延而成。皮损处于急性和慢性之间，炎症较轻。皮损较急性湿疮轻，以小丘疹、鳞屑、结痂为主，仅有少量水疱及轻度糜烂。自觉剧烈瘙痒，夜间尤甚。

3．慢性湿疮

慢性湿疮相当于西医学的慢性湿疹。

常由急性和亚急性湿疹演变而来，或开始即为慢性。好发于小腿、手足、肘窝、腘窝、外阴、肛周等处。皮损以浸润、增厚为主要表现，有时见苔藓样变、色素沉着，在苔藓样变周围出现散在的丘疹、丘疱疹等。瘙痒剧烈，边界较清楚。病程长（数月至数年），易复发，经久不愈，常可急性发作。

4．特定部位的湿疮

湿疮由于病因和性质有所不同，好发于某些特定部位，临床表现可有一定的特异性。常见特定部位的湿疮有以下几种：

（1）耳部湿疮。

耳部湿疮又称旋耳疮。好发于耳蜗、耳后皱襞及耳前部，皮损为潮红、糜烂、流滋、结痂及裂隙，有的耳后裂开，如刀割状，多呈对称发生，伴瘙痒。

（2）头部湿疮。

头部湿疮多由染发、生发、洗发剂等刺激所引起。呈弥漫性，甚至累及整个头皮，可有脓性渗液，覆以或多或少的黄痂，痂多时可将头发黏结成团，或化脓染毒，发出臭味，甚至可使头发脱落。

（3）面部湿疮。

面部湿疮常见于额部、眉部、耳前等处。皮损为淡红色或微红色的红斑，其上有或多或少的鳞屑，常对称分布，自觉瘙痒。由于面部要经常洗擦，或应用化妆品刺激，病情易反复发作。

（4）乳房湿疮。

乳房湿疮又称乳头风。主要见于女性，大多对称发生，表现为乳头部潮湿、糜烂、流滋，上覆鳞屑，或结黄色痂片，反复发作，甚则出现皲裂疼痛。

（5）脐部湿疮。

脐部湿疮又称脐疮。皮损为鲜红色或暗红色的斑片，边界清楚，不累及外围皮肤，伴有流滋、结痂，常有臭味，易继发感染。

（6）手部湿疮。

手部湿疮又称瘑疮。皮损形态多样，在手背呈钱币状斑疹，色泽潮红，糜烂、流滋、结痂；在手掌部皮疹大多边缘不清，皮肤肥厚粗糙，冬季皲裂疼痛，病程较长。

（7）阴囊湿疮。

阴囊湿疮又称肾囊风，为湿疮中常见的一种。局限于阴囊皮肤，有时可延至肛周，甚至阴茎部。有潮湿型和干燥型两种，前者表现为整个阴囊肿胀、潮红、轻度糜烂、流滋、结痂，日久皮肤肥厚，皮色发亮，色素加深；后者潮红、肿胀不如前者，皮肤浸润变厚，呈灰色，上覆鳞屑，且有裂隙，因经常搔抓而有不规则色素消失小片，瘙痒剧烈，夜间更甚，常影响睡眠和工作。

（8）小腿湿疮。

小腿湿疮好发于小腿下 1/3 内侧，常伴有青筋暴露，皮损呈局限性暗红色，弥漫密集丘疹、丘疱疹，糜烂、流滋，日久皮肤变厚，色素沉着。常伴发小腿溃疡。部分患者，皮损中心色素减退，可形成继发性白癜风。

(9) 钱币状湿疮。

钱币状湿疮是湿疮的一种特殊类型，因其皮疹形态类似钱币而得名。多发生于四肢伸侧。由小丘疹或丘疱疹群集构成钱币大小的斑片或环形损害，滋水较多，呈亚急性，常冬重夏轻，不易治愈。

（二）辅助检查

有可疑的外因接触史者（如手部湿疮）可做皮肤斑贴试验以协助明确病因。

【鉴别诊断】

急性湿疹与接触性皮炎的鉴别见表 7-1，慢性湿疹与神经性皮炎的鉴别见表 7-2。

表 7-1　急性湿疹与接触性皮炎的鉴别

	急性湿疹	接触性皮炎
病因	病因常不明确	常有明显的病因
部位	不固定，常对称发生	常限于接触部位
皮疹	多形性，丘疹、水疱等边界弥漫不清	较单一，有水肿、水疱，边界清楚
接触史	不明确	有
主要症状	瘙痒剧烈	痒或灼热感
转归	常有复发倾向	去除病因，较快痊愈，不再接触即不复发

表 7-2　慢性湿疹与神经性皮炎的鉴别

	慢性湿疹	神经性皮炎
病史	常由急性演变而来，有反复发作的亚急性史，急性期先有皮疹后有痒感	多先有瘙痒，抓后出现皮疹
损害表现	暗红、浸润肥厚明显、色素沉着，周围出现小丘疹、丘疱疹	多角形扁平丘疹，密集成片，苔藓样变，边缘见扁平发亮的丘疹
好发部位	任何部位，常局限于外阴、阴囊、小腿伸侧、面部	颈、项、肘、膝关节伸侧、肘窝、骶尾部

【治疗】

本病以清热利湿止痒为主要治法。急性者，以清热利湿为主；慢性者，以养血润肤为主。外治宜用温和的药物，以免加重病情。

（一）辨证论治

1．湿热蕴肤证

证候：发病快，病程短，皮损有潮红、丘疱疹，灼热瘙痒无休，抓破渗液流滋水；伴心烦口渴，身热不扬，大便干，小便短赤；舌红，苔薄白或黄，脉滑或数。

治法：清热利湿止痒。

方药：龙胆泻肝汤（《医方解集》）合萆薢渗湿汤（《疡科心得集》）加减。

2．脾虚湿阻证

证候：发病较缓，皮损以红斑、丘疱疹为主，伴有少量渗液、结痂，轻微糜烂；大便溏薄，纳呆腹胀；舌苔白腻，脉滑。

治法：健脾除湿止痒。

方药：除湿胃苓汤《医宗金鉴》）或参苓白术散（《太平惠民和剂局方》）加减。

3．血虚风燥证

证候：病程久，反复发作，患处皮肤肥厚，色暗红或紫褐，表面粗糙，皮纹增宽呈苔藓样变；伴抓痕血痂，头晕乏力，腰酸肢软；苔薄，脉濡细。

治法：养血润肤，祛风止痒。

方药：当归饮子（《济生方》）或四物消风饮（《医宗金鉴》）加减。

（二）外治法

1．急性湿疮

初起仅有潮红、丘疹，或少数水疱而无渗液时，外治宜清热安抚，避免刺激，可选用清热止痒的中药苦参、黄柏、地肤子、荆芥等煎汤温洗，或用炉甘石洗剂外搽。若水疱破溃糜烂、渗出明显时，外治宜收敛、消炎，促进表皮恢复，可选用黄柏、生地榆、马齿苋、野菊花等煎汤温洗，或10%黄柏溶液、三黄洗剂等湿敷。再用青黛散麻油调搽，急性湿疮后期滋水减少时，外治宜保护皮损，避免刺激，促进角质新生，清除残余炎症，可选黄连软膏、青黛膏外搽。

2．亚急性湿疮

治宜消炎、止痒、干燥、收敛，选用三黄洗剂、3%黑豆馏油、2%冰片或5%黑豆馏油软膏外搽。

3．慢性湿疮

治以止痒，抑制表皮细胞增生，促进真皮炎症浸润吸收为主，可选用各种软膏剂、乳剂，根据瘙痒及皮肤肥厚程度加入不同浓度的止痒剂、角质促成和溶解剂，一般可外搽青黛膏、5%硫磺软膏、5%～10%复方松馏油软膏或10%～20%黑豆馏油软膏。

【预防与调护】

（1）急性湿疮，忌用热水烫洗，忌用肥皂等刺激物冲洗患处。

（2）湿疮患者，应避免搔抓，以防感染。

（3）湿疮患者应忌食辛辣、鱼虾、鸡、鹅、牛、羊肉等发物，亦应忌食香菜、韭菜、芹菜、姜、葱、蒜等辛香之品。

（4）急性湿疮或慢性湿疮急性发作期间，应暂缓注射各种预防疫苗和接种牛痘。

第六节　接触性皮炎

【病名释义】

接触性皮炎是皮肤或黏膜接触某些物品后，在接触部位所发生的急性炎症。中医文献中，依其接触物质的不同而名称各异，如因漆刺激而引起者，称漆疮；因接触油彩或化妆品而致者，称粉花疮；因贴膏药引起者，称膏药风；接触马桶引起者，称马桶癣。发病前均有明显的接触某种物质的病史，表现为红斑、肿胀、丘疹、水疱，甚至大疱，伴有不同程度的瘙痒或烧灼感。

【病因病机】

禀赋不耐，腠理疏松，接触某些物质（如漆、药物、塑料、橡胶制品、染料和某些植物的花粉、叶、茎等）后使毒邪侵入皮肤，与气血相搏，气血失和，邪郁化热，外泛肌肤而成。体质因素是发病的主要原因，同一种物质，禀赋不耐者接触后发病，体质强盛者则不发病。

【诊断】

（一）临床表现

本病常见于身体暴露部位，如颜面、颈部、四肢等处，有明显的接触史，发病前要经过一定的潜伏期，初次致敏一般需要4～5日，再次接触则发病时间缩短，多数在数小时或1日左右。急性者，皮损表现为红斑、肿胀、丘疹、水疱，甚至有大疱、糜烂，亦可因刺激性过强（如强酸、强碱）而出现溃烂、坏死等。皮损边界清楚，发生的部位及范围与接触物一致，但其形态表现随接触物而异，如由膏药贴敷引起，则皮损为圆形或方形；如接触马桶引起的，则臀部两侧呈现半月形红斑；但如接触物为气体、粉尘，或发生在组织疏松部位，如眼睑、包皮、阴囊处，则表现为红色的弥漫性或局限性水肿，而无一定的鲜明界限。有时可由于搔抓等将接触物带至身体其他部位，使非接触部位也发生相似的皮疹。若患者机体高度敏感，反应强烈，则皮疹不仅局限于接触部位，还可蔓延到全身各处。

自觉症状大多有瘙痒和烧灼感或胀痛感，严重者可伴有明显的全身症状，如发热、怕冷、恶心、头痛、舌质红、苔黄腻、脉弦数。病因去除后可在数日或1~2周内治愈。但若再次接触致敏物质，可再发。慢性者，由于反复接触或处理不当，可以转变为亚急性或慢性皮炎，呈红褐色苔藓样变或湿疹样改变。

（二）辅助检查

斑贴试验是诊断本病最简单可靠的方法，并能确定致病物质。

【鉴别诊断】

1. 急性湿疮

与接触性皮炎相鉴别。见表7-3。

表7-3　接触性皮炎与急性湿疮鉴别表

	接触性皮炎	急性湿疮
病史	接触史明确	不明确
发病	常突然急性发作	发作不突然
皮疹	红斑、肿胀或丘疹、糜烂，一个时期内以某一种为主	多形性
部位	接触部位	不定，常对称分布
边界	清楚	不清楚
复发	不再接触过敏物即不复发	有复发倾向

2. 颜面丹毒

无异物接触史；全身症状严重，常有寒战、高热、头痛、恶心等症状；皮疹以水肿性红斑为主，形如云片，色若涂丹；自感灼热、疼痛而无瘙痒。

【治疗】

本病在治疗时应首先寻找原因，避免接触，并积极对症处理。中医内治以清热、祛湿、止痒为主要治法，临床疗效较佳。渗出明显者可选用中药或西药湿敷治疗；少量渗出可选用糊剂、霜剂外搽；慢性期苔藓化明显可选用中药酊剂外用；继发感染者可选用抗生素的外用制剂。

（一）辨证论治

1. 风热蕴肤证

证候：起病较急，好发于头面部，皮损色红，肿胀轻，其上为红斑或丘疹，自觉瘙痒、灼热；心烦，口干，小便微黄；舌红，苔薄白或薄黄，脉浮数。

治法：疏风清热止痒。

方药：消风散（《外科正宗》）加减。

2. 湿热毒蕴证

证候：起病急骤，皮损面积较广泛，其色鲜红肿胀，上有水疱或大疱，水疱破后则糜烂渗液，自觉灼热、瘙痒；伴发热，口渴，大便干，小便短黄；舌红，苔黄，脉弦滑数。

治法：清热祛湿，凉血解毒。

方药：龙胆泻肝汤（《医方解集》）合化斑解毒汤（《医宗金鉴》）加减。

3. 血虚风燥证

证候：病程长，病情反复发作，皮损肥厚干燥有鳞屑，或呈苔藓样变，瘙痒剧烈，有抓痕及结痂；舌淡红，苔薄，脉弦细。

治法：养血润燥，祛风止痒。

方药：当归饮子（《济生方》）加减。

（二）外治法

控制病情，减轻证状，根据皮损炎症情况，选择适当的剂型和药物。

（1）以潮红、丘疹、丘疱疹为主者，用三黄洗剂或炉甘石洗剂外搽，或用青黛散冷开水调敷。

（2）皮损伴大量渗液，肿胀、糜烂者，用10%黄柏溶液、3%硼酸溶液等做冷湿敷。

（3）红肿减轻，有少量渗液、糜烂、结痂者，用紫草地榆油膏、青黛散油膏或清凉膏外搽。

（4）皮损肥厚粗糙，呈苔藓样变，病久反复发作者，可先用霜剂或软膏如黄柏霜、青黛膏、湿疹膏及各种皮质激素类软膏等。

【预防与调护】

（1）不宜用热水或肥皂水洗澡，避免摩擦、搔抓，禁用刺激性强的外用药物。

（2）多饮水，并予以易消化的饮食，忌食辛辣、油腻、鱼腥等发物。

（3）明确病因，避免继续接触过敏物质。

（4）与职业有关者，应改进工序及操作过程，加强防护措施。

第七节　瘾　疹

【病名释义】

瘾疹是因皮肤出现红色或苍白色风团，时隐时现而得名。本病相当于西医学的荨麻疹，是一种常见的血管反应性过敏性皮肤病。《诸病源候论》曰："邪气客于皮肤，复逢风寒相折，则起风瘙瘾疹。"其特点是皮肤风团突然发生，迅速消退，愈后不留任何痕迹，有剧烈瘙痒及灼热感。急性者可在数小时或数日内痊愈；慢性者可迁延数月甚至数年，反复发作，经久不愈。

【病因病机】

本病多因先天禀赋不耐，对某些物质过敏所致。可因药品、食品、生物制品、肠道寄生虫、病灶感染而发作，或因外界寒冷刺激、精神因素等诱发，导致人体营卫失调，邪蕴腠理而致病。

1．风寒束表

风寒外袭，营卫失和，日久则致表虚，卫外不固，更易受邪所致。

2．风热犯表

风热之邪外袭，客于肌表，致使营卫失调而发。

3．血虚风燥

情志内伤，冲任失调，肝肾不足，阴血亏虚，生风化燥，阻于肌肤而发病。

【诊断】

（一）临床表现

本病可以发生于任何年龄、季节。

发病突然，皮疹可发生于任何部位，出现形态不一、大小不等的风团，色鲜红，也可为苍白色，孤立、散在或融合成片，边界清楚，数小时内风团减轻，变为红斑而逐渐消失，但不断有新的风团出现，时隐时现。如单纯发生在眼睑、口唇、阴部等组织疏松处，出现浮肿，边缘不清，而无其他皮疹者，称为游风。其局部不痒或轻微痒感，或麻木胀感，水肿经2～3日消退，也有持续更长时间者，消退后不留痕迹。自觉灼热、瘙痒剧烈。部分患者可有怕冷、发热等症状；有的可因侵犯消化道黏膜而出现恶心呕吐、腹痛、腹泻等症状；有的因喉头和支气管受累时可导致喉头水肿及呼吸困难，有明显气闷窒息感，甚至发生晕厥。

根据病程长短，可分为急性和慢性两种。急性荨麻疹风团发生快，消退亦快，原因较易追查，1 周左右即可痊愈；慢性荨麻疹则反复发作，病因不易追查，常经年累月不愈。

皮肤划痕试验呈阳性。

（二）辅助检查

血液中嗜酸性粒细胞升高。若伴感染时，白细胞总数增高及中性粒细胞的百分比增多。对反复发作的慢性患者应注意寻找致敏原，可用制备的各种变应原做皮肤划痕或皮内试验。

【鉴别诊断】

丘疹性荨麻疹：丘疹性荨麻疹为风团性丘疹或小水疱；好发于四肢、臀、腰等处；夏季儿童多见。

【治疗】

首先寻找病因并加以去除。中医辨证治疗荨麻疹有较好的疗效。对难以发现病因的大多数情况常是对症治疗。如急性荨麻疹有喉头黏膜水肿或过敏性休克样症状，应以现代医学方法积极抢救治疗。

（一）辨证论治

1. 风寒束表证

证候：风团色白或淡，遇吹风或着凉后加重，得热则减，冬轻夏重；恶寒怕冷，口不渴；舌淡，苔薄，脉浮紧。

治法：疏风散寒止痒。

方药：麻黄桂枝各半汤（《伤寒论》）加减。

2. 风热犯表证

证候：风团色红，灼热剧痒，遇热则剧，得冷则减，多发于上半身；伴恶寒发热，咽喉肿痛；舌红，苔薄黄，脉浮数。

治法：疏风清热止痒。

方药：消风散（《外科正宗》）加减。

3. 胃肠湿热证

证候：皮疹色红，此起彼伏，瘙痒剧烈；发疹的同时伴腹痛腹泻，甚或恶心呕吐，神疲纳呆，大便或溏或秘；舌红，苔黄腻，脉弦滑数。

治法：疏风解表，通腑泻热。

方药：防风通圣散（《宣明论方》）加减。

4. 血虚风燥证

证候：风团反复发作，迁延日久，午后或夜间加剧；伴心烦易怒，口干，手足心热；舌红，少津，脉沉细。

治法：养血祛风，润燥止痒。

方药：当归饮子（《济生方》）加减。

（二）外治法

（1）皮疹新发，瘙痒剧烈，可用炉甘石洗剂外搽。

（2）慢性患者可配合中草药煎水熏洗，可选用香樟木或晚蚕沙 30 ~ 60 克，或苍耳草、苦参、凌霄花、艾叶等。

（三）其他疗法

1. 针刺疗法

皮疹发于上半身者，取穴曲池、内关；发于下半身者，取穴血海、足三里、三阴交；发于全身者，配风市、风池、大椎、大肠俞等穴。耳针取穴肝区、脾区、肾上腺、皮质下、神门等。每日 1 次，10 次为 1 个疗程。

2. 拔罐疗法

虚证者神厥穴拔罐，每日 1 次，3 次为 1 个疗程。实证者足太阳膀胱经穴位拔罐，每日 1 次，5 次为 1 个疗程。

【预防与调护】

（1）禁用或禁食某些对机体过敏的药物或食物，避免接触致敏物品，积极防治某些肠道寄生虫病。

（2）忌食鱼腥虾蟹、辛辣、葱、酒等。

（3）注意气温变化，自我调摄寒温，加强体育锻炼。

第八节　牛皮癣

【病名释义】

牛皮癣是一种常见的慢性瘙痒性皮肤病。因其皮损厚而且坚，状如牛领之皮，故名。在中医古籍中，因其好发于颈项部，又称为“摄领疮”；因其病程缠绵顽固，亦称顽癣。本病相当于西医学的神经性皮炎或慢性单纯性苔藓。明《外科正宗》说：“牛皮癣如牛项之皮，顽硬且坚，抓之如朽木。”本病好发于青年，其主要特点为患部皮肤阵发性剧痒和皮肤肥厚呈苔藓样变，病程较长，易反复发作。

【病因病机】

本病总由情志内伤，外邪侵扰，营血失和，气血凝滞，病久肤燥失养而成。

1．肝郁化火

情志不遂，肝气不畅，郁而化火，火热浮于营血而发斑疹。

2．风湿蕴肤

风湿热邪，阻滞肌肤，以致腠理疏泄不畅，气血凝滞而发斑疹。

3．血虚风燥

病久耗伤阴液，营血不足，致血虚生风化燥，皮肤失于濡养，肤燥瘙痒，反复发作。

【诊断】

牛皮癣多见于青壮年，老人及儿童少见。

发病部位大多数见于颈项部、额部，其次为骶尾部、肘膝关节伸面，亦可见腰背、两髋、外阴、肛周、腹股沟及四肢等处。常呈对称性分布，亦可沿皮肤皱褶或皮神经分布呈线状排列。其基本损害多为圆形或多角形扁平实质性丘疹，密集或融合成片，剧烈瘙痒，搔抓后皮肤肥厚，皮沟加深，皮嵴隆起，极易形成苔藓化。

皮损初起为有聚集倾向的扁平丘疹，干燥而结实，皮色正常或淡褐色，表面光泽。久之融合成片，逐渐扩大，皮肤增厚干燥呈席纹状，稍有脱屑。长期搔抓，皮肤浸润肥厚，嵴沟明显，呈苔藓化。自觉阵发性奇痒，入夜尤甚；搔之不知痛楚。情绪波动时，瘙痒随之加剧。

病程缠绵，时轻时重，常年不愈或反复发作。

【鉴别诊断】

1．慢性湿疮

虽皮损也有苔藓化，但仍有丘疹、小水疱、点状糜烂、流滋等急性和亚急性湿疮发作史，病变多位于四肢屈侧。

2．扁平苔藓

损害多为暗红、淡紫的多角扁平丘疹，有蜡样光泽、网状纹，可累及黏膜及指（趾）甲，组织病理切片有诊断价值。

【治疗】

本病治疗以疏风清热、养血润燥为治则，同时应消除患者紧张情绪，避免搔抓。对继发性感染，应采用抗菌药物，及时控制感染。

（一）辨证论治

1．肝郁化火证

证候：皮疹色泽淡红，瘙痒剧烈；伴心烦易怒，失眠多梦，心悸，口苦咽干，便秘溲黄；舌红苔黄，脉弦数。

治法：疏肝理气，清肝泻火。

方药：龙胆泻肝汤（《医方集解》）加减。

2. 风湿蕴肤证

证候：皮损呈淡褐色片状，粗糙肥厚，剧痒时作，夜间尤甚；舌淡红，苔薄白或白腻，脉濡缓。

治法：祛风利湿，清热止痒。

方药：消风散（《外科正宗》）加减。

3. 血虚风燥证

证候：皮疹色泽灰白，瘙痒无度，皮损干燥，肥厚粗糙似牛皮；伴心悸怔忡，失眠健忘，头晕目眩；舌淡，苔薄，脉沉细。

治法：养血润燥，熄风止痒。

方药：当归饮子（《济生方》）加减。

（二）外治法

（1）肝郁化火证、风湿蕴肤证可用三黄洗剂外搽，每日 3～4 次。

（2）血虚风燥证可外用黄连膏加热烘疗法，局部涂油膏后，热烘 10～20 次，烘后可将所涂药膏擦去，每日 1 次，4 周为 1 个疗程。

（3）皮损浸润肥厚，瘙痒剧烈者，可用核桃枝或叶，刀砍取汁，直接涂搽患处，每日 1～2 次。

（三）其他疗法

1. 针刺疗法

取曲池、血海、合谷、大椎、足三里、三阴交、承山等穴，隔日 1 次，10 次为 1 个疗程。

2. 梅花针疗法

苔藓化明显者，用梅花针在患部来回移动叩击，以轻度点状出血为度，每日 1 次。

3. 耳针疗法

取肾上腺、交感穴、神门、肺俞，埋线或埋豆，每周 1 次。

【预防与调护】

（1）避免精神刺激，保持情绪稳定。

（2）少食辛辣食物，戒烟酒。

（3）禁用手搔抓及热水烫洗，避免硬质衣领摩擦。

（4）注意生活规律，保证充足休息、睡眠时间。

第九节　白疕（银屑病）

【病名释义】

白疕是一种以红斑、丘疹、鳞屑损害为主要表现的慢性复发性炎症性皮肤病。因刮去鳞屑可见点状出血点，如匕首刺伤皮肤之状而得名。中国医学文献记载有“松皮癣”“干癣”“蛇虱”“白壳疮”等病名。本病相当于西医的银屑病。其典型表现为鳞屑性红斑，轻刮除鳞屑可见红斑上似有一层半透明的薄膜（此为薄膜现象），用力再刮则可见红斑上露水珠样点状出血。因此，将鳞屑性红斑、薄膜现象和点状出血概括为本病的三大临床特征。本病任何年龄均可发生，但以青壮年居多，男多于女，具有一定的遗传性，发病有明显的季节性，多冬重夏轻，但部分患者可相反，数年之后则季节性不明显。病程长，易反复发作，不易根治。

【病因病机】

本病多因血分热毒炽盛，营血亏耗，生风生燥，肌肤失养所致。

1．血热内蕴

七情内伤，气机壅滞，郁久化火，以致心火亢盛，心主血脉，心火炽盛则热伏营血；或恣食辛辣肥甘及荤腥发物，伤及脾胃，郁而化热，内外之邪相合，蕴于血分，血热生风而发。

2．血虚风燥

素体虚弱，气血不足，或病久耗伤营血，阴血亏虚，生风化燥，肌肤失养而成。

3．气血瘀滞

病久或反复发作，气血运行不畅，以致经脉阻滞，气血凝结不通，肌肤失养而发为本病。

4．湿毒蕴阻

湿热郁久化火，兼感毒邪，湿热火毒，外不能宣泄，内不能利导，溢于肌肤；或风寒湿邪，合而为痹，阻于肌肤经络而发。

5．火毒炽盛

热蕴日久，生风化燥，肌肤失养，或流窜关节，痹阻经络，或热毒炽盛，气血两燔而发。

【诊断】

（一）临床表现

根据白疕的临床特征，可分为寻常型、脓疱型、关节型、红皮病型四种类型。

1. 寻常型

本病绝大多数是寻常型。大多急性发病，初起为米粒至黄豆大红色丘疹或斑丘疹，以后可逐渐扩大或融合成斑片，边界清楚，周围有炎性红晕，基底部浸润明显，表面覆盖多层干燥的银白色鳞屑，轻轻刮除表面鳞屑，而渐露出一层淡淡发亮的半透明薄膜，此种现象称为“薄膜现象”，刮去薄膜，即可见到星筛状的点状出血，称为点状出血现象或“露滴现象”，这些是本病的主要临床特征。

发生在头部，其发呈束状，但毛发正常，无脱落；发生在指甲，则甲板呈顶针状；发生在黏膜，则口腔为灰白色斑片，四周红晕，基底浸润；龟头为光滑、干燥性红斑，边界清楚，刮之有白色鳞屑。

皮损可发生于身体各处，对称分布。初发时多在头皮、肘膝关节等处。临床上可见点滴状、钱币状、斑块状、地图状、蛎壳状、混合状等多种形态。

病程缓慢，易反复发作。大部分患者到冬季症状加重或复发，至春季减轻或消失。病程较久者，季节特点不明显。一般可分为三期：

（1）进行期：新皮疹不断出现，原皮疹不断扩大，颜色鲜红，鳞屑较多，针刺、摩擦、外伤处可出现皮疹，即“同型反应”阳性。

（2）静止期：病情保持静止和稳定，即基本上无新疹出现，原皮疹也不见消退。

（3）退行期：皮损缩小，颜色变淡，鳞屑减少，皮疹缩小变平，皮疹周围出现白色晕轮，而达到临床痊愈。

2. 脓疱型

此型临床上较少见，一般可分为泛发型和掌跖型两种。

（1）泛发性脓疱型：皮疹初发多为炎性红斑，或在寻常型白疕的皮损上，出现密集针尖至粟粒大小、黄白色浅在的小脓疱，表面覆盖少量鳞屑，两周左右消退，再发新脓疱。严重者可急性发病，全身出现密集脓疱，并融合成“脓湖”，可伴有发热，关节肿痛，全身不适。

（2）掌跖性脓疱型：皮损仅限于手、足部，掌跖出现对称性红斑，其上密集针尖至粟粒大小脓疱，不易破溃，两周左右干枯、结痂、脱皮，脓疱常反复发生，顽固难愈。

3. 关节型

西医又称之为银屑病性关节炎。

此型既有寻常型白疕的基本皮肤损害，又有类风湿关节炎的症状，其关节症状往往与皮肤症状同时加重或减轻，大小关节均可累及，亦可见于脊柱，但以手腕及足等小关节多见；受累关节可红肿、酸痛，可见骨质破坏。重者大关节可积液，附近的皮肤也常红肿，关节活动渐渐受限，可伴有发热等全身症状。

4. 红皮病型

西医又称之为银屑性剥脱性皮炎。

常由寻常型白疕发展而成；或由于治疗不当而引起；或外用刺激性较强的药物而引起；或长期大量应用激素后，突然停药而引起。全身皮肤弥漫性潮红、紫红，甚至肿胀，大量脱屑，发生于手足者，常呈整片的角质剥脱，仅有少数片状皮肤正常，此时，银白色鳞屑及点状出血等白疕特征往往消失，指（趾）甲增厚、变形，甚至脱落，伴有发热、畏寒、浅表淋巴结肿大等全身症状。

（二）辅助检查

（1）血常规可见白细胞增高，血沉加快。

（2）脓疱型细菌培养为阴性。

（3）组织病理：

1）寻常型：表皮角化不全，角质层内有孟罗（munro）微脓肿，少数有海绵状脓肿。棘层肥厚，粒层变薄或缺如，表皮突规则下伸，真皮乳头延长呈棒状，内有弯曲而扩张的毛细血管。真皮轻至中度淋巴细胞浸润。

2）脓疱型：表皮变化与寻常型相似，但海绵状脓疱较大，角化不全和表皮突延伸较轻，真皮炎症浸润较重。

3）红皮病型：除银屑病的病理特征外，其变化与湿疹相似。

【鉴别诊断】

1. 风热疮

好发于躯干、四肢近端；皮疹为椭圆形红斑，上覆较薄细碎鳞屑，长轴与皮纹走向一致，无薄膜及筛状出血现象。

2. 面游风

皮疹多发于头面、胸、背、颈等部位，红斑边界不清，鳞屑多呈油腻性，无点状出血，头发不呈束状，病久有脱发现象。

【治疗】

白疕是一种顽固难治的皮肤病，常反复发作，目前尚无特效疗法。寻常型以中医辨证论治为主要治疗方法；脓疱型、关节型、红皮病型应中西医结合治疗。中医药治疗银屑病有较好的疗效，不良反应较小，有一定的优势。凉血活血、养血润燥、清热解毒是临床常用的治疗方法。外用药物应尽量少用，不用刺激性强和不良反应大的药物，以免加重病情。

（一）辨证论治

1. 血热内蕴证

证候：皮疹鲜红，皮损不断出现，发展迅速，红斑增多，刮去鳞屑可见发亮薄膜，点状出血，瘙痒剧烈；伴心烦口渴，咽喉疼痛，大便干，尿黄赤；舌质红，苔薄黄，脉弦滑或数。

治法：清热凉血，解毒消斑。

方药：犀角地黄汤（《备急千金要方》）加减。

2. 血虚风燥证

证候：病程日久，皮疹色淡，不再扩大，多呈斑片状，部分消退，鳞屑减少，干燥皲裂；自觉瘙痒，伴口咽干燥；舌质淡红，苔少，脉沉细。

治法：养血滋阴，润肤熄风。

方药：当归饮子（《济生方》）加减。

3. 气血瘀滞证

证候：皮损较厚，顽硬而坚，呈暗红色斑块，甚至可互相融合成地图状，鳞屑较厚，呈大片状；病程较长，反复不愈；舌质紫暗有瘀点、瘀斑，脉涩或细缓。

治法：活血化瘀，解毒通络。

方药：桃红四物汤（《医宗金鉴》）加减。

4. 湿毒蕴阻证

证候：皮损多发生在腋窝、腹股沟等皱褶部位，红斑糜烂，痂屑黏厚，瘙痒剧烈；或掌跖红斑，脓疱，脱皮；或伴关节酸痛、肿胀，下肢沉重；舌质红，苔黄腻，脉滑。

治法：清利湿热，解毒通络。

方药：萆薢渗湿汤（《疡科心得集》）加减。

5. 火毒炽盛证

证候：全身皮肤弥漫性潮红、肿胀浸润、灼热痒痛，大量片状脱屑，或有密集小脓疱；伴高热寒战，口干，头痛，便干溲黄；舌红绛，苔黄腻，脉弦滑数。

治法：清热泻火，凉血解毒。

方药：清瘟败毒饮（《疫疹一得》）加减。

（二）外治法

（1）进行期皮损：可用黄连膏，每日3次。

（2）静止期皮损：肥厚性皮损，可涂硫磺乳膏，每日3次。

（3）红皮病型：可用青黛散麻油调涂，每日3次。

（4）除红皮病型外，其他各型可在外涂药膏前配合应用中药（如芒硝500克，野菊花、侧柏叶各250克，枯矾、花椒各120克）煎水外洗，以除去鳞屑，增强药效。

（三）其他疗法

1. 针刺疗法

取穴大椎、肺俞、曲池、合谷、血海、三阴交。头面部加风池、迎香；在下肢加足三里、丰隆。手法中等强度，留针半小时，每日1次，10次为1个疗程。症状好转后改为隔日1次。

2. 耳针疗法

取穴肺、神门、内分泌、心、大肠穴等。耳穴埋针或压豆。

3. 刺络拔罐疗法

取大椎、陶道、肝俞、脾俞，每日选1~2个穴，用三棱针点刺，然后在穴位上拔罐，留罐5~10分钟，隔日1次，10次为1个疗程。

【预防与调护】

（1）本病病程缓慢，诱发因素较多，故应特别注意精神、起居、饮食及情志等的变化。

（2）患有感冒、咽炎、扁桃体炎等慢性炎症者，应及时治疗，防止病情复发或加重。

（3）忌食辛辣腥膻发物，戒烟酒，多食新鲜蔬菜和水果。

（4）急性期或红皮病型，不宜用刺激性强的药物，忌热水洗浴。

（5）瘙痒剧烈时，勿过度搔抓刺激，防止引起同型反应或并发感染。

第十节　粉　刺

【病名释义】

颜面、胸背等部位生丘疹如刺，可挤出白色碎米样粉汁，故名粉刺。本病相当于西医学的痤疮，是一种常见的毛囊、皮脂腺的慢性炎症。皮疹特点为毛囊性红色丘疹，或黑头粉刺、脓疱、结节、囊肿等。多见于青春期男女，常伴有皮脂溢出，青春期过后大多自然痊愈或减轻。

【病因病机】

本病多由肺经有热，外受风邪，使肺热郁积肌肤，不得宣泄而致；或过食辛辣肥甘厚味，生湿生热，结于肠内，循经上熏，上壅于面，阻于肌肤而成；或脾气不健，运化失调，水湿内停，日久成痰，湿郁化热，湿热挟痰，凝滞肌肤所致。

【诊断】

痤疮主要发生于青春期男女的颜面、肩部、胸背等皮脂腺丰富部位。近年来随着社会的发展、人们生活水平的提高、饮食结构的改变、工作学习节奏的加快以及空气环境的污染，痤疮患者日益增多，其发病年龄已向少年化和中年化发展。该病在人群中的发病率为20%～24%，在青春期人群中的发病率可高达30%～50%。男性的发病比例高于女性。

皮损初起多为毛囊性炎性丘疹或黑头粉刺，周围红色，用手指挤压后，可见头部呈黑色而体部呈黄白色的脂栓或粉汁样物质排出，少数呈灰白色的小丘疹，以后逐渐色红，其顶部可出现小脓疱，破溃或吸收后痊愈，局部遗留暂时性色素沉着或小凹状瘢痕。少数病情严重者，除黑头粉刺、丘疹、脓疱外，尚可见有蚕豆至指甲大的炎性结节、囊肿及瘢痕等多种形态的损害。囊肿可化脓，形成脓肿，破溃后形成多个窦道和瘢痕，甚至形成橘皮脸。临床上以一两种损害较为明显，同时伴有油性皮脂溢出。

自觉轻度瘙痒或无自觉症状，炎症明显时自感疼痛。病程缠绵，往往此起彼伏，反复发作，青春期后可逐渐痊愈。

【鉴别诊断】

职业性痤疮：常发生于接触煤焦油、石蜡、机油的工人。丘疹密集，伴毛囊角化，除面部外，手臂、肘、膝均可发生。

【治疗】

痤疮好发于青少年，对患者身心影响较大。中医对本病多从心、肝、脾、肺或肾等脏腑辨证，结合湿热、血瘀、痰浊等论治。纠正毛囊内的异常角化，降低皮脂腺活性，减少毛囊内的菌群特别是痤疮丙酸杆菌，抗炎及预防继发感染等尤为重要。

（一）辨证论治

1. 肺经风热证

证候：颜面潮红，粉刺焮热，疼痛或有脓疱；伴口渴喜饮，便秘溲赤；舌红，苔薄黄，脉细数。

治法：疏风宣肺，清热解毒。

方药：枇杷清肺饮（《医宗金鉴》）加减。

2. 肠胃湿热证

证候：颜面、胸背部皮肤油腻，皮疹红肿疼痛，或有脓疱；伴口臭，便秘，溲黄；舌红，苔黄腻，脉滑数。

治法：清热化湿，通腑解毒。

方药：茵陈蒿汤（《伤寒论》）加减。

3. 痰湿瘀滞证

证候：皮疹颜色暗红，反复发作，经久不消，以结节、囊肿、瘢痕为主；伴纳呆腹胀，便溏；舌质暗红，苔滑腻，脉濡或滑。

治法：活血化瘀，消痰软坚。

方药：二陈汤（《太平惠民和剂局方》）合桃红四物汤（《医宗金鉴》）加减。

（二）外治法

（1）皮疹较多者，可用颠倒散或痤疮洗剂外搽，每日 3～5 次。

（2）脓肿、囊肿、结节较甚者，可外敷金黄膏，每日 2 次。

（三）其他疗法

1. 体针疗法

体针多取穴大椎、合谷、四白、太阳、下关、颊车。肺经风热证加曲池、肺俞；肠胃湿热证加大肠俞、足三里、丰隆；月经不调加膈俞、三阴交。中等刺激，留针 30 分钟，每日 1 次，10 次为 1 个疗程。

2. 耳针疗法

以患者双侧耳部肺穴为主穴，配以神门、内分泌、交感、脑点、面颊、额区、皮质下穴。皮脂溢出加脾；便秘加大肠；月经不调加子宫、肝。每次取穴 4～5 个，2～3 日换豆 1 次，5 次为 1 个疗程。

【预防与调护】

（1）经常用温水、硫磺香皂洗脸，保持面部清洁。

（2）忌食辛辣刺激食物，如辣椒、酒类；少食油腻、甜食；多食新鲜蔬菜水果，保持大便通畅。

（3）若出现粉刺后，切勿用手指挤捏，防止感染化脓。

第十一节　油　风

【病名释义】

油风是一种头部突然发生的斑状秃发，头皮鲜红柔软光亮的慢性皮肤病，又名鬼舐头、鬼剃头。其中头发全部脱光，相当于西医学的全秃；头发部分呈斑片状脱落，相当于西医学的斑秃；头发、眉毛、胡须、腋毛、阴毛，甚至毳毛全部脱落称普秃。伴见头皮油脂多的脱发称为脂溢性脱发。本病可发生于任何年龄，但多见于青年，男女均可发病。

【病因病机】

多因血虚不能随气濡养皮肤，以致毛孔张开，风邪乘虚袭入，风盛血燥，发失濡养而成片脱落；或情志抑郁，肝气不畅，或劳累过度，损伤心脾，有伤生化之源，毛发失养所致；又因肝藏血，发为血之余，肾主骨，其荣在发，肝肾不足，亦可导致脱发。

【诊断】

本病多见于青壮年，常突然发生。初起为孤立局限性圆形或椭圆形斑状脱发，小如指甲，大如钱币或更大，头皮光亮，边界清楚，毛囊口清晰可见，病情继续发展，则损害的数目增多，大小不一，可互相连接成片，范围扩大。脱发区边缘的头发松动，容易拔出，拔出时可见发根近端萎缩，呈上粗下细的“感叹号”样。

小儿斑秃的表现常不明显，可为匐行性秃发，在后头部可沿发际呈带状秃发。斑秃的病程较长，可持续数月至数年，大多能自愈，但也有反复发作或边长边脱者。在恢复过程中，开始长新发时，往往纤细而柔软，类似毳毛，呈淡黄或灰白色，以后逐渐变粗变黑，最后恢复正常。

5% ~10% 的斑秃病例，其秃发可逐渐进行或迅速发展，在几个月甚至几天内头发全部脱光而成全秃。严重者头发、眉毛、胡须、腋毛、阴毛，甚至毳毛等全部毛发脱落而成普秃。一般无自觉症状，多在无意中发现，常在睡眠不足、过度劳累、精神紧张或受刺激后发生。

【鉴别诊断】

1．面游风

头发呈稀疏、散在性脱落，脱发多从额角开始，延及前头及颅顶部；头皮覆有糠秕状或油腻性鳞屑；常有不同程度的瘙痒。

2．白秃疮

多见于儿童，主要呈断发，长短参差不齐，发根不完全秃光，头皮上有灰白色鳞屑性斑片，断发端有灰白色鳞屑缠绕呈“菌鞘”。

3．假性斑秃

患处头皮萎缩，光滑如薄纸，毛囊口不明显，秃发区边缘头发不松动。

【治疗】

本病总的治疗原则，实证以清以通为主，血热清则血循其经，血瘀祛则新血易生；虚证以补以摄为要，精血得补则毛发易生。选用适当外治或针灸疗法，能促进毛发生长。

（一）辨证论治

1．血热风燥证

证候：突然头发成片脱落，偶有头皮瘙痒，或伴头部烘热；心烦易怒，头晕失眠；舌淡，苔薄，脉弦。

治法：凉血熄风，养阴护发。

方药：四物汤（《太平惠民和剂局方》）合六味地黄汤（《小儿药证直诀》）加减。

2．气滞血瘀证

证候：病程较长，头部片状脱发，可伴有头痛或胸胁疼痛，夜眠不安；舌有瘀点、瘀斑，脉沉细。

治法：行气解郁，活血生发。

方药：逍遥散（《太平惠民和剂局方》）合通窍活血汤（《医林改错》）加减。

3．气血两虚证

证候：多发于病后或产后，头发呈斑块状脱落，并呈渐进性加重，范围由小而大，毛发稀疏枯槁，触摸易脱；伴唇白，心悸，气短懒言，倦怠乏力；舌淡，脉细弱。

治法：健脾益气，养血生发。

方药：八珍汤（《正体类要》）加减。

4．肝肾不足证

证候：病程日久，平素头发焦黄或花白，发病时或为全秃或为普秃；伴头晕失眠，耳鸣，目眩，腰膝酸软；舌淡，苔薄，脉细。

治法：滋补肝肾，填精生发。

方药：七宝美髯丹（《本草纲目》）加减。

（二）外治法

主要目的是刺激皮肤充血，改善局部血液循环，促进毛发生长。

（1）鲜毛姜（或生姜）切片，烤热后涂擦脱发区，每日数次。

（2）5%～10%斑蝥酊、10%补骨脂酊、10%辣椒酊外搽，每日数次。

（3）各种脱发，均可用脱发再生剂（鲜侧柏叶40克，首乌、白鲜皮、毛姜各10克，加75%酒精200毫升，浸泡2周，过滤取液）外搽患处，每日数次。

（4）脱发并有头皮油腻、发痒者，用透骨草30克与枯矾10克，煎水2 000毫升外洗，每周2～3次。

（5）头皮发痒，脱发较重，用海艾汤，水煎取药液，用毛巾蘸药液洗溻患处，每日数次。

（三）其他疗法

1. 针灸疗法

主穴取百会、头维、生发穴（风池与风府连线中点），配翳明、上星、太阳、风池、鱼腰透丝竹空。手法：实证用泻法，虚证用补法。每次取3～5穴，每日或隔日1次。

2. 梅花针疗法

可用梅花针轻匀叩击皮损区，皮肤呈轻度发红或少量渗血为宜，每日或隔日1次。

【预防与调护】

（1）注意精神情志的调摄，劳逸结合。

（2）加强营养，注意摄入富含维生素的饮食，纠正偏食的不良习惯。

（3）注意头发卫生，不用碱性强的肥皂洗发，洗发后尽量少用电吹风。

第十二节　淋　病

【病名释义】

淋病是由淋病双球菌所引起的泌尿生殖系统化脓性感染为主要表现的性传播疾病。中医称之为“花柳毒淋”。其以尿道刺痛、尿道口排出脓性分泌物为主症。它主要通过性交传染，也可经血行播散，是临床常见的性病之一，5%～20%的男性或60%以上的女性感染后表现为无症状的带菌者。

【病因病机】

本病总由不洁性交，淫毒侵袭而致。

(1) 因宿娼恋色或误用污染之器具，湿热秽浊之气由下焦前阴窍口而侵，阻滞于内，气血循行受阻，湿热熏蒸，气化失司而致。

(2) 湿热秽浊之气久恋，阻滞气血，耗气伤津，气阴不足，肝肾两亏，以致本虚标实，虚实夹杂，病久难愈。

【诊断】

(一) 临床表现

有不洁性交或间接接触传染史。潜伏期一般为 2 ~10 日，平均 3 ~5 日。

1. 男性无合并症淋病（单纯性尿道炎）

主要症状为尿频、尿痛、尿道流脓。

(1) 尿频、尿痛。

表现为小便次数增多，刚排完尿后又有尿意，排尿时尿道疼痛，尤其是尿道口刺痛或灼热痛，排尿开始时疼痛剧烈，尿排尽后疼痛减轻。

(2) 尿道口流脓。

病初为稀薄黏液，逐渐变为黄色黏稠的脓液，有的还带有血性液体。清晨起床时尿道口流出的分泌物较多，可污染内裤。排出的尿液混浊呈乳白色，以前段尿较为明显。

(3) 尿道口潮红水肿。

严重者可见尿道黏膜外翻，夜间常有阴茎痛性勃起。

(4) 全身症状。

一般较轻，少数可有发热、全身不适、食欲不振。

2. 男性有合并症淋病

男性尿道口易合并前列腺炎、精囊炎、附睾炎。

(1) 前列腺炎。

患者发热、尿频、尿痛、尿液混浊、会阴部坠胀感。直肠指检可见，前列腺肿大、触痛。

(2) 精囊炎。

急性者发热、尿频、尿痛，终末尿混浊带血，精液带血。慢性精囊炎以血精为特征，常不能自止，可延续数月，致使患者精神紧张，甚至恐惧。精囊炎常导致不育，直肠指检可见，急性者可触及肿大的精囊并有剧烈疼痛；慢性者精囊发硬，有纤维化。

(3) 附睾炎。

以单侧发病居多。阴囊皮肤发红，附睾肿大、疼痛，触痛明显。同侧腹股沟和下腹部有反射性抽痛。

3．女性无合并症淋病（尿道炎、宫颈炎）

主要症状为白带增多，轻度尿频、尿痛和排尿困难。

（1）尿道炎。

轻度尿频、尿痛和排尿困难，尿道口红肿有脓性分泌物。

（2）宫颈炎。

出现多量脓性白带。妇科检查可见较多脓性分泌物，宫颈充血水肿，触痛、抬举痛，或有宫颈糜烂，宫颈脆性增加，易出血。

（3）女童淋病。

阴道、尿道、会阴部红肿，可出现糜烂和溃疡，阴道有脓性分泌物，排尿困难。

4．女性有合并症淋病

淋病性宫颈炎易并发输卵管炎，输卵管、卵巢脓肿，淋菌性盆腔炎，前庭大腺炎。

（1）输卵管炎。

10%～20%的淋球菌感染者可并发此症。常见症状为下腹部疼痛、性交痛、月经不规则及阴道出血。体检时可发现附件触痛、子宫颈举痛，宫颈分泌物异常。患者可表现发热等全身不适症状。

（2）输卵管、卵巢脓肿。

常见下腹痛、腰痛，发热，食欲不振、恶心呕吐，下腹部触及痛性肿块。如脓肿破裂则突然发生寒战、高热，头痛，下腹部剧痛，压痛、反跳痛、肌紧张等急性盆腔腹膜炎症状，重者可引起休克。

（3）淋菌性盆腔炎。

淋病如不进行及时治疗，15%可发展为淋菌性盆腔炎。由输卵管、卵巢脓肿破裂引起急性盆腔腹膜炎（症状如上述）；输卵管、卵巢等盆腔器官炎症迁延则见下腹坠胀、隐痛，腰酸背痛，月经量增多等慢性盆腔炎症状。日久，输卵管瘢痕收缩引起管腔狭窄或闭塞可引起宫外孕和不孕症。

（4）淋菌性前庭大腺炎。

前庭大腺红肿热痛，严重时可形成脓肿，有全身症状如发热等。

（二）辅助检查

采取病损处分泌物或穿刺液涂片做革兰氏染色，在多形核白细胞内找到革兰氏染色阴性的淋球菌，可做初步诊断。经培养检查即可确诊。

【鉴别诊断】

1．非淋菌性尿道炎

主要由沙眼衣原体和解脲支原体感染所引起。其潜伏期较长；尿道炎症较轻，尿道分泌物少；分泌物查不到淋球菌，有条件的可做衣原体、支原体检测。

表 7-4 淋菌性尿道炎和非淋菌性尿道炎的鉴别

鉴别要点	淋菌性尿道炎	非淋菌性尿道炎
潜伏期	2~3 日	1~3 周
排尿困难、尿痛	多见	轻度
全身症状	偶见	无
尿道分泌物	量多、脓性	少或无，常较稀薄
革兰氏阴性菌双球菌	阳性	阴性
病原体培养	淋菌	沙眼衣原体或解脲支原体

2. 念珠菌性尿道炎

病史较长，多有反复感染史；尿道口、龟头、包皮潮红，可有白色垢物；明显瘙痒。实验室检查可见念珠菌丝。

【治疗】

本病以抗生素治疗为主，按规范方案及时、足量用药。中西医结合治疗淋病，特别是对慢性淋病和有合并症状淋病的治疗，有一定的优势。

（一）辨证论治

1. 湿热毒蕴证（急性淋病）

证候：尿道口红肿，尿液混浊如脂，尿道口溢脓，尿急、尿频、尿痛，淋沥不止，严重者尿道黏膜水肿，附近淋巴结红肿疼痛，女性宫颈充血、触痛，并有脓性分泌物，可有前庭大腺红肿热痛等；可伴有发热等全身症状；舌红，苔黄腻，脉滑数。

治法：清热利湿，解毒化浊。

方药：龙胆泻肝汤（《医方解集》）加减。

2. 阴虚毒恋证（慢性淋病）

证候：小便不畅、短涩，淋沥不尽，女性带下多，或尿道口见少许黏液，酒后或疲劳易复发；腰酸腿软，五心烦热，食少纳差；舌红，苔少，脉细数。

治法：滋阴降火，利湿祛浊。

方药：知柏地黄丸（《医宗金鉴》）加减。

3. 毒邪流窜

证候：前列腺肿痛，拒按，小便溢浊或点滴淋沥，有腰酸下坠感，女性有下腹部隐痛、压痛，外阴瘙痒，白带多，或有低热不适感；舌红，苔薄黄，脉滑数。

治法：清热利湿，解毒化浊。

方药：萆薢分清饮（《医学心悟》）加减。

（二）外治法

可选用苦参汤或二矾汤煎水外洗局部，每日 3 次。

【预防与调护】

（1）净化社会风气，禁止嫖娼卖淫。

（2）注意个人卫生与寝具卫生。

（3）忌烟酒及辛辣刺激之品。

（4）规范用药，治疗后做细菌学检查，性伴侣应同时治疗。

第八章　乳房病

第一节　乳腺炎

【病名释义】

乳腺炎是在乳汁郁积的基础上，细菌侵入乳房引起的急性化脓性疾病。临床以乳房局部结块，红肿热痛，并有恶寒发热等全身症状为特征。本病属于中医学“乳痈”范畴。因发病情况不同，中医文献又有多种名称，在哺乳期发生的，名“外吹乳痈”；在妊娠期发生的，名“内吹乳痈”；在非哺乳期和非妊娠期发生的，名“不乳儿乳痈”。本病以产后未满月的哺乳期女性，尤其是初产妇多见，故临床以“外吹乳痈”最为多见。

【病因病机】

1．乳汁郁积

乳汁郁积是临床上最常见的原因。初产妇乳头破碎，或乳头畸形、内陷，影响充分哺乳；或哺乳方法不当，或乳汁多而少吮，或断乳不当，均可导致乳汁郁积，乳络阻塞结块，郁久化热酿脓而成痈肿。

2．肝郁胃热

情志不畅，肝气郁结，失于疏泄；产后饮食不节，脾胃运化失司，阳明胃热壅滞，致使乳络闭阻不畅，郁而化热，形成乳痈。

3．感受外邪

产妇体虚汗出受风，或露胸哺乳外感风邪；或乳儿含乳而睡，口中热毒之气侵入乳孔，均可使乳络郁滞不通，化热成痈。

【诊断】

（一）临床表现

乳腺炎多见于产后 3 ~4 周的哺乳期女性。

1．初起

常有乳头皲裂，哺乳时感觉乳头刺痛，伴有乳汁郁积或结块，乳房局部肿胀疼痛，皮色不红或微红，皮肤不热或微热。或伴有全身感觉不适，恶寒发热，食欲不振，脉滑数。

2. 成脓

患乳肿块逐渐增大，局部疼痛加重，或见搏动样疼痛，皮色焮红，皮肤灼热。同侧淋巴结肿大压痛。乳房红肿热痛至第10日左右，肿块中央渐渐变软，按之应指有波动感，穿刺抽吸有脓液，有时脓液可从乳窍中流出。全身症状加剧，壮热不退，口渴思饮，小便短赤，舌红苔黄腻，脉洪数。

3. 溃后

脓肿成熟，可自行破溃，或手术切开排脓。若脓出通畅，肿消痛减，寒热渐退，疮口渐愈。若溃后脓出不畅，肿势不消，疼痛不减，身热不退，可能形成袋脓，或脓液波及其他乳络形成传囊乳痈。亦有溃后乳汁从疮口溢出，久治不愈，形成乳漏者。

在成脓期大量使用抗生素或过用寒凉中药，常可见肿块消散缓慢，或形成僵硬肿块，迁延难愈。

（二）辅助检查

1. 血常规

常显示白细胞总数及中性粒细胞比例明显增高，白细胞总数常高于10.0×10^9/升，中性粒细胞常可达75%~85%。

2. B超检查

脓肿部位较深者，此项检查可明确脓肿的位置，有利于准确切开排脓。

3. 患部穿刺抽脓

病变部位较深者，必要时应在局麻下行穿刺抽脓，以确定脓肿的存在；脓液细菌培养及药敏试验有助于确定致病菌种类，指导选择抗生素治疗。

【鉴别诊断】

炎性乳腺癌：多见于青年女性，尤其是在妊娠期或哺乳期。患乳迅速增大，常累及整个乳房的1/3以上，尤以乳房下半部为甚。病变局部皮肤呈暗红或紫红色，皮肤肿胀有一种韧性感或皮肤深陷呈橘皮样改变，局部无痛或轻压痛。同侧腋窝淋巴结明显肿大，质硬固定。全身症状较轻，体温正常，白细胞计数不高，抗炎治疗无效。本病进展较快，预后不良。

【治疗】

乳腺炎治疗当以消为贵。郁滞者以通为主，成脓者以彻底排脓为要。对并发脓毒败血症者，应及时采用中西医结合综合疗法。

（一）辨证论治

1. 气滞热蕴证

证候：乳汁郁积结块，皮色不变或微红，肿胀疼痛；伴有恶寒发热，周身酸楚，口渴，便秘；舌红，苔薄黄，脉数。

治法：疏肝清胃，通乳消肿。

方药：瓜蒌牛蒡汤（《校注妇人良方》）加减。

2. 热毒炽盛证

证候：乳房肿痛，皮肤焮红灼热，肿块变软，有应指感；或溃后脓出不畅，或切开排脓后引流不畅，红肿热痛不消，有“传囊”现象；伴有壮热，全身症状加重；舌红，苔黄腻，脉洪数。

治法：清热解毒，托里透脓。

方药：瓜蒌牛蒡汤（《医宗金鉴》）合透脓散（《外科正宗》）加减。

3. 正虚毒恋证

证候：溃脓后乳房肿痛虽轻，但疮口脓水不断，脓汁清稀，愈合缓慢或形成乳漏；全身乏力，面色少华，或低热不退，饮食减少；舌淡，苔薄，脉弱无力。

治法：益气和营托毒。

方药：托里消毒散（《校注妇人良方》）加减。

（二）外治法

1. 初起

乳汁郁滞，乳房肿痛，乳房肿块，可用热敷加乳房按摩，以疏通乳络。先轻揪乳头数次，然后用五指从乳房四周轻柔地向乳头方向按摩，将郁滞的乳汁渐渐推出。可用金黄膏或玉露膏外敷；或用鲜菊花叶、鲜蒲公英、仙人掌去刺捣烂外敷；或用六神丸研细末，适量凡士林调敷；亦可用50%芒硝溶液湿敷。

2. 成脓

脓肿形成时，应在波动感及压痛最明显处及时切开排脓。切口应按乳络方向并与脓腔基底大小一致，切口位置应选择脓肿稍低的部位，使引流通畅而不致形成袋脓，应避免手术损伤乳络形成乳漏。如果切口在乳晕处，可沿乳晕边缘行弧形切口。如果为乳房深部脓肿，则应在乳房下缘作弓形切口，将乳房与胸大肌筋膜分离后，上翻乳房，切开脓腔，引流脓液。若脓肿小而浅者，可用针吸穿刺抽脓。

3. 溃后

切开排脓后，用八二丹或九一丹提脓拔毒，并用药线插入切口内引流，切口周围外敷金黄膏。待脓净仅有黄稠滋水时，改用生肌散收口。若有袋脓现象，可在脓腔下方放置一棉垫，并予以加压包扎，使脓液不致潴留。若有乳汁从疮口溢出，可在患侧用垫棉法束紧，促进愈合；若成传囊乳痈者，也可在疮口一侧用垫棉法，若无效可另作一切口以利引流。形成乳房部窦道者，可先用七三丹药捻插入窦道以腐蚀管壁，至脓净改用生肌散、红油膏盖贴直至愈合。

【预防与调护】

（1）妊娠5个月后，经常用温开水或肥皂水洗净乳头。乳头内陷者，可经常提拉矫正。

（2）乳母宜心情舒畅，情绪稳定。忌食辛辣炙煿之物，不过食肥甘厚腻之品。

（3）保持乳头清洁，不使乳儿含乳而睡，注意乳儿口腔清洁；要定时哺乳，每次哺乳应将乳汁吸空，如有积滞，可按摩或用吸奶器帮助排出乳汁。

（4）若有乳头擦伤、皲裂，可外涂麻油或蛋黄油；身体其他部位有化脓性感染时，应及时治疗。

（5）断乳时，应逐步减少哺乳时间和次数，再行断乳。断乳前可用生麦芽60克、生山楂60克煎汤代茶，并将皮硝60克装入纱布袋中外敷。

（6）以胸罩或三角巾托起患乳，脓未成者可减少活动牵痛，破溃后可防止袋脓，有助于加速疮口愈合。

第二节　乳房纤维腺瘤

【病名释义】

乳房纤维腺瘤是乳腺纤维组织和腺上皮同时增生所形成的乳房良性肿瘤。其好发于20～25岁青年女性，乳中结核，形如丸卵，边界清楚，表面光滑，推之活动。本病归属于中医“乳核”“乳癖”“乳痞”“乳中结核”的范畴。

【病因病机】

情志内伤，肝气郁结，或忧思伤脾，运化失司，痰湿内生，气滞痰凝；冲任失调，气滞血瘀痰凝，积聚于乳房胃络而成。

【诊断】

（一）临床表现

常发于15～30岁女性，以20～25岁女性多见。肿块常单个发生，也可见多个在单侧或双侧乳房内同时或先后出现。呈圆形或椭圆形，直径大多为0.5～5厘米，边界清楚，质地坚实，表面光滑，按之有硬橡皮球之弹性，活动度大，触诊常有滑脱感。肿块一般无疼痛感，少数可有轻微胀痛，但与月经无关。一般生长缓慢，妊娠期、哺乳期可迅速增大，应排除恶变可能。

（二）辅助检查

1．钼靶 X 线摄片

显示肿瘤阴影为圆形或卵圆形，形态规则，边缘整齐光滑，密度较周围组织略高且均匀，有时肿块周围可见一薄层透亮晕。

2．B 超检查

显示肿块为实质性，边界清楚。

3．活体组织病理切片检查

将乳腺肿块全部切除后，取活体组织行病理切片检查，以进一步明确诊断。

【鉴别诊断】

乳腺癌：多发于中年以上女性，乳房肿块质地坚硬，高低不平，边界不清，活动度差，常与皮肤粘连，皮肤可呈橘皮样改变。患侧淋巴结可肿大，必要时可行活组织检查进行鉴别。

【治疗】

对单发纤维腺瘤的治疗以手术切除为宜，对多发或复发性纤维腺瘤可试用中药治疗，可起控制肿瘤生长、减少肿瘤复发，甚至消除肿块的作用。

（一）辨证论治

1．肝气郁结证

证候：肿块较小，发展缓慢，不红不热，不觉疼痛，推之可移；伴胸闷叹息；舌质正常，苔薄白，脉弦。

治法：疏肝解郁，化痰散结。

方药：逍遥散（《太平惠民和剂局方》）加减。

2．血瘀痰凝证

证候：肿块较大，坚硬木实，重坠不适；伴胸闷牵痛，烦闷急躁，或月经不调、痛经等；舌质暗红，苔薄腻，脉弦滑或弦细。

治法：疏肝活血，化痰散结。

方药：逍遥散（《太平惠民和剂局方》）合桃红四物汤（《医宗金鉴》）加减。

（二）外治法

阳和解凝膏掺黑退消外贴，7 日换药 1 次。

（三）其他疗法

一般应作手术切除，尤其是绝经后或妊娠前发现肿块者，或服药治疗期间肿块继续增大者。术后均需做病理检查，有条件应及时做冰冻切片检查。

【预防与调护】

（1）调摄情志，避免郁怒。

（2）定期检查，发现肿块及时诊治。

（3）少吃厚味炙煿食物。

第三节　乳腺增生病

【病名释义】

乳腺增生病是一种既非炎症又非肿瘤，以乳腺导管上皮增生、囊肿形成、间质纤维结缔组织增生为特征的一种乳腺结构紊乱性疾病，亦称乳腺纤维囊性增生病。临床以单侧或双侧乳房胀痛、结块为主要特征。本病归属于中医学“乳癖”范围。本病好发于25～45岁的中青年女性，其发病率占乳房疾病的75%，是临床上最常见的乳腺疾病。根据研究资料发现，该病中的某些病理类型如不典型性导管上皮增生、不典型性小叶增生、乳头状瘤病，属于癌前病变，可以逐渐演变成乳腺癌。

【病因病机】

本病的发生，与肝气不舒、肝肾不足、冲任失调密切相关。

1. 肝气不舒

乳头属厥阴肝，乳房属阳明胃。情志不遂，恼怒急躁，导致肝气郁结，气机阻滞，蕴结于乳房胃络，乳络经脉阻塞不通，引起乳房疼痛；肝气郁久化热，热灼津液为痰，气滞痰凝血瘀即可形成乳房肿块。

2. 肝肾不足，冲任失调

因肝肾不足，或冲任失调，致使气血凝滞，或脾肾阳虚痰湿内结，经脉阻塞，而致乳房结块、疼痛，常伴月经不调。

【诊断】

1. 临床表现

本病好发年龄为25～45岁。社会经济地位高、受教育程度高、月经初潮年龄早、低经产状况、初次怀孕年龄大、未授乳和绝经迟的女性为本病的高发人群。城市女性的发病率普遍高于农村女性。该病临床上以乳房疼痛和有肿块为特点。

（1）乳房疼痛。

两侧或一侧，可以全乳痛，也可以局限于某一处，一般以肿块处疼痛最明显。胀痛或刺痛，多为胀痛，有的伴有牵涉痛，向胸胁部或肩背部放射，痛甚者不可触碰，行走或活动时也有明显乳痛，时或看到患者托着乳房过马路的情景，严重影响工作和生活。疼痛有时与月经周期相关联，经前加重，经后减轻或消失。疼痛可因情绪不佳而加重。

（2）乳房肿块。

单侧或双侧，70% 位于乳房外上象限，有片块、结节、条索、颗粒等各种形状，以片块状多见，大小不一，边界不清，质地较韧，推之活动，常有触痛。月经前增大变硬，来潮后缩小变软。

乳房疼痛和乳房肿块可同时出现，也可先后出现，或以乳痛为主，或以乳房肿块为主。个别患者还伴有乳头疼痛、瘙痒，乳头溢液。

2. 辅助检查

（1）乳房钼靶 X 线摄片。

乳腺小叶增生可见密度增高的模糊阴影，数目不定。如病变范围小，则可见边缘不规则的小梁；病变范围广泛，则乳腺密度均匀增高，失去正常结构。囊性增生为圆形或不规则的弧形的边缘整齐的阴影，周围有一透亮区。

（2）超声波检查。

乳腺增生部位显示为不均匀的低回声区，以及无回声的囊肿。超声检查在某些方面优于 X 线摄片。X 线摄片不易将乳腺周围纤维增生明显的孤立性囊肿与纤维腺瘤和边界清楚的癌相鉴别，而 B 超检查则很容易鉴别。

（3）乳头溢液涂片细胞学检查。

有乳头溢液者可取分泌物涂片检查，可帮助排除癌变的可能。

（4）细针穿刺细胞学检查。

具有较高诊断价值，可多次重复进行而无并发症。在超声引导下进行细针定位穿刺，准确率更高。

（5）活体组织病理切片检查。

对怀疑癌变的肿块应取活体组织做病理切片检查。

【鉴别诊断】

乳腺纤维腺瘤：单发或多发肿块，质似硬橡皮球的弹性感，表面光滑，易于推动，常在检查时从手指下滑脱，增长缓慢。除肿块外，病人常无明显自觉症状。月经周期对肿块的大小并无影响。

【治疗】

止痛与消块是治疗本病的要点。可以内服，也可以外用。内治法中既可以辨证论治，也可以根据月经周期遣方用药，更可以用现有的成药治疗，疗效相仿。对于长期服药肿块不消反而增大，且质地较硬、边缘不清，疑有恶变者，应手术切除。

（一）辨证论治

1．肝郁痰凝证

证候：多见于青壮年女性。乳房肿块随喜怒消长，伴有胸闷胁胀，善郁易怒，失眠多梦，心烦口苦；苔薄黄，脉弦滑。

治法：疏肝解郁，化痰散结。

方药：逍遥蒌贝散（《中医外科学》）加减。

2．冲任失调证

证候：多见于中年女性。乳房肿块月经前增大变硬，经后缩小变软；伴有腰酸乏力，神疲倦怠，月经失调，量少色淡，或闭经；舌淡，苔白，脉沉细。

治法：调摄冲任。

方药：二仙汤（《妇产科学》）加减。

（二）外治法

外用乳腺宁贴片，或大黄研末醋调外敷，过敏者禁用。对服药治疗后肿块不消或增大、质地较硬或不均匀、疑有恶性病变者，可考虑手术切除肿块并送病理检查。

【预防与调护】

（1）保持心情舒畅，情绪稳定，切忌忿怒、抑郁等情绪刺激。

（2）节制饮食，少食肥甘厚味之品，适当控制脂肪类食物的摄入，戒烟。

（3）及时治疗月经失调等妇科疾患和其他内分泌疾病。

（4）对发病高危人群定期检查。向患者及其家属说明本病可能是乳癌的多种危险因素之一，特别是家族中有乳腺癌史者，需要提高警惕。但本病与乳腺癌之间并无必然联系，不必产生恐惧心理。

第四节　乳　癌

【病名释义】

乳癌又称为乳腺癌或乳房癌，中医学称之为乳岩，是发源于乳腺导管和小叶上皮组织的恶性肿瘤。其中来自导管的乳癌占绝大部分。本病是女性比较常见的恶性肿瘤之一，未曾生育或哺乳的女性、晚育的女性、月经初潮早或绝经晚的女性、有乳腺癌家族史的女性，其乳腺癌的发病率相对较高。男性亦可发病，但很少见。其主要特点是乳房部单发性肿块，质地坚硬，表面不光滑，推之难移，溃后状如岩穴，或凸似泛莲或菜花。

【病因病机】

乳癌的发生主要由于六淫内侵，肝脾气郁，冲任不和，脏腑功能失调，以致气滞血瘀、痰凝、邪毒结于乳络而成。

1．忧思郁怒，情志内伤

忧思郁怒，情志内伤，则肝脾受损，肝伤则条达失常而气血瘀滞，脾伤则运化无权而痰浊内生，以致无形之气郁与有形之痰瘀相互交凝，经络阻塞，日积月累，结滞乳络而成本病。

2．肝肾不足，冲任失调

冲任之脉起于气街（胞内），与胃经相连，循经上行乳房。冲为血海，任主胞胎，冲任之脉系于肝肾，肝肾不足则气血虚衰，无以充养冲任，冲任二脉空虚，气血运行不畅，而致经络阻塞，气滞血瘀，阻于乳中而成病。

3．六淫内侵，痰瘀毒结

外感六淫，邪毒蕴结，或与痰、瘀互结，蕴阻于乳络，日久化生癌毒而成。也有肝肾阴虚，阴虚则火旺，火旺则灼津炼痰，痰毒瘀血互结乳房而成者。

4．正气不足，气血两虚

正气不足则易感受风寒之邪的侵袭，邪客于乳络，致使乳中经络痞塞，气滞血瘀而发生本病。

5．饮食不节，脾胃受损

恣食肥甘厚味，损伤脾胃，运化失调，致使痰浊内生，积聚日久，凝结成核，痞阻于乳中而成乳癌。

【诊断】

（一）一般类型的乳癌

1．无痛性肿块

多为单发，少数多发，是最常见的临床表现。多数患者因发现乳房无痛性肿块而就诊。绝大部分患者自己偶然触及发现，少部分是体检时被发现的。肿块可呈扁平状、小结节状或不规则的形状，边界欠清。质硬是其最大的特点。早期肿块能推动，晚期可固定。

2．乳房皮肤改变

皮肤出现局部凹陷，即所谓“酒窝征”。皮肤增厚水肿，毛囊深陷，呈橘皮样改变。晚期肿块表面皮肤溃烂出血，其臭难闻。

3．乳头改变

位于乳头下面或附近的肿块可导致乳头凹陷或抬高，或偏向一侧。肿块和胸壁粘连的时候，两侧乳头不在同一水平线上。

4．乳头溢液

患侧乳头可溢出血性、浆液性、脂油样物，量不定。尤其是遇到血性溢液，要高度警惕是否为乳腺癌。

5．腋窝及锁骨上窝淋巴结肿大

乳腺癌转移时可以导致腋窝及锁骨上窝淋巴结肿大，质地较硬，活动性较差，或相互融合。一些隐性乳腺癌往往以腋下或锁骨上淋巴结肿大为首发症状，而乳房内原发病灶很小，临床难以扪及。

（二）特殊类型乳癌

1．炎性乳癌

临床少见，多发于青年女性，半数发生在妊娠或哺乳期。起病急，乳房迅速增大，皮肤肿胀，色红或紫红，但无明显的肿块。转移甚广，对侧乳房往往不久即被侵及。早期即可出现腋窝、锁骨上淋巴结肿大。本病恶性程度极高，预后不良。

2．湿疹样癌

临床较少见。皮肤表现类似慢性湿疹，乳头和乳晕的皮肤发红，轻度糜烂，有浆液渗出而潮湿，有时覆盖着黄褐色的鳞屑状痂皮。病变皮肤质硬，与周围分界清楚。多数患者感到奇痒，或有轻微灼痛。逐渐病变蔓延到乳晕以外皮肤，色紫而硬，乳头凹陷。破溃后易于出血，逐渐乳头蚀落，疮面凹陷，边缘坚硬，乳房内也可出现坚硬的肿块。

（三）辅助检查

1．超声检查

适用于任何年龄和任何生理状态。因其无创、无副作用、可重复使用，并能清楚地显示乳房内各层软组织结构及其肿块的形态和质地，目前已成为乳腺检查的常规项目之一。

2．钼靶 X 线乳房摄片

癌性肿块表现为中心致密，边缘不整齐，呈毛刺状，在肿块内部或附近可见数量较多的沙粒样钙化点或长条形钙化带。

3．乳管 X 线造影

乳头有分泌物时，可将刺激性小的灭菌水溶性造影剂，如 50% 醋碘苯酸钠 0.2 ~0.4 毫升自有溢液的乳管开口注入该乳管中，行 X 线造影摄片，对乳头溢液的病因诊断有帮助。

4．细胞涂片检查

若乳头有溢液，可取分泌物涂片检查，寻找癌细胞。

5. 针吸细胞学检查

用细针穿刺吸出肿块部位组织，做细胞学检查。

6. 活组织病理切片检查

活检是确诊乳癌最可靠的方法。可直接切除活检，也可在术中切除后，快速冰冻病理切片。

【鉴别诊断】

1. 乳腺增生病

多有周期性乳房胀痛，经前发生或加重，经后减轻或消失。其肿块多为片状增厚，触之颗粒状，韧而不坚，活动度好。

2. 乳晕部湿疹

与湿疹样癌作鉴别。乳晕部湿疹往往为对称性发作，边界不太明显，其痒较剧。适当的局部治疗，能使症状改善或消失。即使病程较长，也无硬结发生。

【治疗】

采取手术、化疗、放疗、内分泌治疗、中医中药等综合治疗。其中手术是主要的治疗方式。手术有根治性乳房切除和保乳手术两种。随着早期发现、早期诊断、早期治疗病例的增多和对乳腺癌认识的提高，采用保乳手术越来越多。中医药在抗转移复发、防治放化疗的副作用以及晚期乳癌的治疗方面，作用突出，其基本原则是扶正与抗癌并举，在分证施治的基础上，着意调理冲任，有目的地选加抗癌药物，如夏枯草、山慈菇、黄药子、半枝莲、白花蛇舌草、昆布、海藻等。

（一）辨证论治

1. 肝郁痰凝证

证候：肿块皮色不变，质硬，边界不清；情志抑郁，或性情急躁，胸闷胁胀；或伴经前乳房作胀；或少腹作胀；舌苔薄，脉弦。

治法：疏肝解郁，化痰散结。

方药：逍遥散（《太平惠民和剂局方》）加减。

2. 冲任失调证

证候：月经紊乱，经前双乳胀痛，经后乳痛消失，或婚后从未生育，或有多次流产史，或绝经早；腰膝酸软，烦劳体倦，口干咽燥；舌质淡，苔少或薄黄，脉弦细。

治法：调理冲任，理气散结。

方药：二仙汤（《妇产科学》）合逍遥散（《太平惠民和剂局方》）加减。

3. 正虚毒炽证

证候：肿块扩大，溃后愈坚，渗流血水，不痛或剧痛；精神萎靡，面色晦暗或苍白，纳食量少，心悸失眠；舌质紫或有瘀斑，苔黄，脉弱无力。

治法：调补气血，清热解毒。

方药：八珍汤（《正体类要》）加减。

4. 气血两虚证

证候：晚期或手术、放疗、化疗后，形体消瘦，面色萎黄或㿠白，头晕目眩，神倦乏力，少气懒言，口干；或术后切口皮瓣坏死糜烂，日久不愈；舌质淡，苔薄白，脉沉细。

治法：补益气血，养心安神。

方药：香贝养荣汤（《医宗金鉴》）加减。

5. 脾肾亏虚证

证候：神情倦怠，心悸气短，头晕目眩，腰膝酸痛；食欲不振，恶心，呃逆频作，或见腹泻；舌淡或体胖，苔白，脉沉细无力。

治法：调补脾肾。

方药：无比山药丸（《太平惠民和剂局方》）加减。

6. 阴虚津亏证

证候：头晕眼花，口唇干燥，咽喉疼痛，牙龈肿胀；虚烦难眠，大便秘结，小便短赤；舌质红无苔，脉细数。

治法：益气养阴。

方药：沙参麦冬汤（《温病条辨》）合大补阴丸（《丹溪心法》）加减。

（二）外治法

（1）对于有手术禁忌，或者远处转移不适宜手术者，可用中药外敷的方法治疗局部的肿块，如黑退消贴敷等。

（2）手术后创面不愈合或皮瓣坏死者，可先敷九一丹，腐肉脱尽后，再用生肌散。

（3）手术后患肢水肿：外敷皮硝，每日 2 次。

（4）化疗后静脉炎：外敷金黄膏，每日 2 次。

（5）皮肤放射性溃疡：外涂清凉油乳剂，每日 4 ~ 5 次。

【预防与调护】

（1）保持心情舒畅，避免精神刺激。

（2）饮食清淡，营养合理。忌鸡、黄鳝、甲鱼等膏粱厚味，西洋参、蛋白粉、花粉、蜂王浆、胎盘制剂等保健品，酒类等刺激品。

（3）提倡产后母乳喂养，谨慎使用避孕药。

（4）推广正确的女性乳房自检方法。

（5）定期开展防癌普查，每年进行一次乳房的超声或钼靶 X 线乳房摄片检查。

（6）术后要注意对侧乳房的保健。

（7）术后五年内禁止怀孕。

第九章 瘿

第一节 气 瘿

【病名释义】

瘿病肿块漫肿柔软并随喜怒而消长，称为气瘿，俗称“大脖子”病。《诸病源候论》说：“气瘿之状，颈下皮宽，内结突起，膇膇然亦渐大，气结所致也。”常见于离海较远的高原地区，我国云贵高原和黄土高原以及宁夏等地区居民多见。本病相当于西医学的单纯性甲状腺肿及部分地方性甲状腺肿。

【病因病机】

《诸病源候论》：“瘿者，由忧恚气结所生，亦曰饮沙水，沙随气入于脉，搏颈下而成之。”由此可见本病的原因是：一为忧恚，二为水土。气瘿的发生与情志因素、水土失宜关系最为密切。多因情志郁结，肝郁气滞；或水土失宜，饮食偏嗜、不节，损伤脾胃，痰湿中生；或先天不足，或后天经、孕、产、乳损伤肾气，气化不利而生痰，气滞痰凝结于颈前而致。根据发病流行情况，散发于各地者，多因情志不畅所致；发于流行地区者，多与当地水质及饮食中碘的不足有关，但含碘较高环境也可引起。肾气亏虚，正气不足之人，尤易患此病。

【诊断】

（一）临床表现

1. 症状

本病好发于青年女性，尤以怀孕期及哺乳期女性更为多见，在流行地区亦好发于学龄儿童。初起时无明显不适感，甲状腺呈弥漫性肿大，肿物边界不清，质软不痛，皮色如常。如肿块进行性增大，可垂于颈前，局部有沉重感，可压迫气管、食管、血管、神经等而引起各种症状。

（1）压迫气管，比较常见。自一侧压迫，可使气管向他侧移位或变弯曲；自两侧压迫，气管变为扁平，由于气管内腔变窄，呼吸发生困难。

（2）压迫食管，可引起吞咽不适感，但不会引起梗阻症状。

(3) 压迫颈深部大静脉，可引起头颈部的血液回流受阻，出现颈部和胸前表浅静脉的明显扩张。

(4) 压迫喉返神经，可引起声带麻痹，患者发音嘶哑。

2. 体征

甲状腺弥漫性肿大，质地柔软，表面光滑，触之无痛。病程日久，或可触及大小不等、质地不一的结节，肿块可随吞咽动作而上下活动。

(二) 辅助检查

超声波探测可显示：对称，均匀性甲状腺增大，规则，或有囊肿。

【鉴别诊断】

1. 肉瘿

甲状腺肿块多呈球状，边界清楚，质地柔韧。

2. 瘿痈

有急性发病史；甲状腺灼热疼痛，质地较硬，触痛明显。伴有发热、吞咽疼痛等全身症状。

【治疗】

本病与气滞、痰凝关系最为密切，故治疗以疏肝解郁、化痰软坚为大法。本病以内治为主，必要时手术治疗。

(一) 辨证论治

本病以肝郁气滞证多见。

证候：颈部弥漫性肿大，皮色不变，质软无痛，边缘不清，随喜怒消长，肿块随吞咽动作上下移动；伴胸闷，善太息；舌质淡红，苔薄，脉沉弦。

治法：疏肝解郁，化痰软坚。

方药：四海舒郁丸（《疡医大全》）加减。怀孕期或哺乳期，加菟丝子、首乌、补骨脂。

(二) 其他疗法

1. 针刺疗法

取主穴曲池、阿是穴，配穴天突。肿大的甲状腺两侧选出对称点，即阿是穴，针刺 1 ~ 1.5 寸，有针感后退针，再刺曲池，隔日 1 次，15 次为 1 个疗程。或用耳针，取肾上腺、内分泌区，每日 1 次，15 次为 1 个疗程。

2. 手术疗法

(1) 适应证。

①较大结节性甲状腺肿，有明显压迫症状者。

②巨大甲状腺肿影响生活和工作者。

③继发有甲状腺功能亢进症者。

④怀疑有恶变者。

⑤胸骨后甲状腺肿。

（2）手术方法。

可行双侧甲状腺次全切除术或病变严重一侧行腺叶切除术，病变较轻一侧行大部切除术。

【预防与调护】

（1）在流行地区内，除改善水源外，应以碘化食盐（即每千克食盐中，加入5～10毫克碘化钾）煮菜，作为集体性预防，服用至青春发育期过后。

（2）经常食用海带、海藻、紫菜等海产品，尤其是怀孕期、哺乳期和青春发育期。

（3）平时保持心情舒畅，勿郁怒动气。

第二节　肉　瘿

【病名释义】

瘿病肿块较局限而柔韧者，称为肉瘿。其临床特点是颈前喉结一侧或两侧结块，柔韧而圆，如肉团，随吞咽动作而上下移动，发展缓慢。多见于青年及中年人，女性多于男性。本病相当于西医学的甲状腺腺瘤或囊肿，属甲状腺的良性肿瘤。

【病因病机】

由于忧思郁怒，气滞、痰浊、瘀血凝结而成。情志抑郁，肝失条达，气滞血瘀；或忧思郁怒，肝旺侮土，脾失运化，痰湿内蕴。气滞、湿痰、瘀血随经络而行，留注于结喉，聚而成形，乃成肉瘿。

【诊断】

（一）临床表现

本病多发生于30～40岁的青壮年，以女性居多。

1．症状

多数患者无自觉症状，偶然发现颈前正中一侧或双侧有单个肿块，按之不痛，生长缓慢。有些患者可发生肿物突然增大，并出现局部疼痛，是因腺瘤囊内出血所致。在肿块逐渐长大以后可感到憋气或有压迫感。部分患者可伴有急躁、胸闷易汗、心悸、脉数、手部震颤等；或出现能食善饥、体重减轻、形体消瘦、神疲乏力、便溏等甲状腺功能亢进征象。少数患者可发生癌变。

2. 体征

甲状腺肿块呈圆形或椭圆形，表面光滑，边界清楚，质地韧实或有囊性感，与皮肤无粘连，无压痛，可随吞咽动作上下活动。

（二）辅助检查

超声波探测显示甲状腺内有实质性肿块，或有液性暗区。同位素 ^{131}I 扫描多显示温结节，囊肿多为凉结节，伴甲亢者多为热结节。

【鉴别诊断】

1. 甲状舌骨囊肿

青少年多见，肿块位于颈中线，呈半球形或球形，有囊性感，一般不随吞咽动作而上下移动，但随伸舌动作上下移动。

2. 瘿痈

急性发病，颈部弥漫性肿大，色红灼热，自觉疼痛，肿块边界不清，有触痛；发病前多有上呼吸道感染病史。

【治疗】

本病与气滞、痰凝关系最为密切，且久则气阴损伤，故治疗以理气解郁、化痰软坚，益气养阴为大法，但最主要的方法是手术治疗。

（一）辨证论治

1. 气滞痰凝证

证候：颈前结块，皮色不变，呈圆形或卵圆形，表面光滑，不红不热不痛，随吞咽动作上下移动；伴胸闷不舒；舌淡红，苔薄腻，脉弦滑。

治法：理气解郁，化痰软坚。

方药：逍遥散（《太平惠民和剂局方》）合海藻玉壶汤（《外科正宗》）加减。

2. 气阴两虚证

证候：颈部肿块柔韧，随吞咽动作上下移动；常伴有急躁易怒，汗出心悸，失眠多梦，消谷善饥，形体消瘦，月经不调，手部震颤等；舌红，苔薄，脉弦。

治法：益气养阴，软坚散结。

方药：生脉散（《内外伤辨惑论》）合海藻玉壶汤（《外科正宗》）加减。

（二）其他疗法

1. 外治法

阳和解凝膏掺黑退消或桂麝散外敷。

2. 针刺疗法

取定喘穴，隔日针刺 1 次。

3. 手术疗法

(1) 适应证。

多发结节的肉瘿，内服药治疗3个月而症状无改善者，或伴有甲状腺功能亢进，或近期肿块增大较快，有恶变倾向者。

(2) 手术方法。

应行包括患侧腺瘤的甲状腺大部或部分（腺瘤小）切除术。

【预防与调护】

(1) 保持心情舒畅，避免忧思郁怒。

(2) 手术患者注意伤口出血，预防喉痉挛发生。

第三节　瘿　痈

【病名释义】

瘿痈是颈前结喉两侧炎症性肿块性疾患。其特点是急性发病，结喉一侧或两侧肿胀木硬，灼热疼痛，甚而化脓，常伴发热、头痛等症。本病相当于西医学的急性甲状腺炎、亚急性甲状腺炎。

【病因病机】

多因风温、风火客于肺胃，内有肝郁胃热，积热上壅，挟痰蕴结，以致气血凝滞，郁而化热而成瘿痈。

【诊断】

(一) 临床表现

1. 症状

发病前多有感冒、咽痛等病史。或突然发病，恶寒高热，结喉部肿胀疼痛，灼热，按之疼痛，其痛可牵引至耳后枕部，活动或吞咽时疼痛加剧。严重者可有声嘶、气促、吞咽困难，常伴有口渴、咽干、苔黄、脉浮数等风温风热上感之症。少数病人可出现寒战、高热，局部胀痛跳痛而化脓，成脓后可出现波动感。

2. 体征

甲状腺一侧或两侧肿大，质硬，触痛明显，或有结节。

(二) 辅助检查

1. 急性甲状腺炎

白细胞总数及中性粒细胞增高，甲状腺超声波探测有助于诊断。甲状腺功能检查多正常。

2. 亚急性甲状腺炎

通常血清 T_3、T_4 水平早期升高，^{131}I 摄取率显著降低，痊愈后恢复正常；血沉增快；基础代谢率早期升高，后期可降低；碘扫描甲状腺显影浅淡稀疏，分布不均匀；数周后重复扫描，原稀疏区消失反而又发现新的稀疏区，呈特殊的游走现象。

【鉴别诊断】

1. 颈痈

发病在颈部两侧、颌下、颏下、耳后等部位，局部红、肿、热、痛，伴发热；成脓后有波动感。

2. 锁喉痈

急性发病，颈部红肿绕喉，甚则呼吸困难，汤水难下，全身症状较危重。

【治疗】

本病与肝胃郁热、挟痰蕴结关系最为密切，故治疗以疏肝清热、化痰散结为基本治则。西医以抗感染、激素治疗为主。

（一）辨证论治

1. 风热痰凝证

证候：颈前肿胀疼痛；伴恶寒发热，头痛，口渴，咽干；苔薄黄，脉浮数或滑数。

治法：疏风清热化痰。

方药：牛蒡解肌汤（《疡科心得集》）加减。

2. 气滞痰凝证

证候：颈前结块，轻度作胀，重按才感疼痛，其痛牵引耳后枕部；或有喉间梗塞感，痰多，一般无全身症状；舌红，苔黄腻，脉弦滑。

治法：疏肝理气，化痰散结。

方药：柴胡疏肝汤（《医学统旨》）加减。

（二）外治法

（1）初期宜用箍围药，如金黄散、四黄散、双柏散，水或蜜调制外敷，每日 1～2 次。

（2）瘿痈化脓，有波动感者，切开引流。术后用八二丹药线引流，金黄膏外敷；脓尽后，可外用生肌散、红油膏祛腐生新，促进收口愈合。

【预防与调护】

（1）预防和减少上呼吸道感染的发生。

（2）保持心情舒畅，饮食宜清淡，尽量少食热性和酸性食物，忌食辛辣、海鲜等发物。

（3）病重者宜卧床休息，注意保持呼吸道通畅。手术患者注意伤口出血，并预防气管痉挛的发生。

第四节 石 瘿

【病名释义】

瘿病坚硬如石不可移动者，称为石瘿，见于《备急千金要方》。其特点是颈中两侧结块，坚硬如石，高低不平，与深部组织粘连固定，不能随吞咽而上下移动。好发于40岁以上中年人。本病相当于西医学的甲状腺癌。

【病因病机】

由于七情内伤，肝脾气逆，痰湿内生，气滞则血瘀，以致气郁、痰湿、瘀血凝结于颈部而成。亦有由肉瘿日久转化而来。

【诊断】

（一）临床表现

多见于40岁以上患者，女多于男，或既往有肉瘿病史。

1. 症状

发病初期多无明显症状，只是发现或触及甲状腺有质硬而高低不平的肿块，随着肿块的增大，吞咽时肿块移动性降低。可伴有疼痛，若颈丛神经浅支受侵，则耳、枕、肩部剧痛。若肿块压迫，引起喉头移位或侵犯喉部神经时，可引起呼吸或吞咽困难，甚或发生声音嘶哑。若侵蚀气管造成溃疡时，可有咯血。颈部静脉受压时，可发生颈部静脉怒张与面部浮肿。石瘿多出现颈淋巴结转移，也可经血行远处转移，多转移至肺和骨等部位。石瘿也有由肉瘿多年不愈，突然增大变硬，生长迅速，恶变而成。

2. 体征

甲状腺肿块坚硬如石，表面高低不平，边界不清，随吞咽动作移动或推之不移。

（二）辅助检查

甲状腺同位素 ^{131}I 扫描，多显示为凉结节（或冷结节），进行B超、CT检查，以协助诊断。甲状腺肿块局部针吸细胞学检查及病理切片检查可明确诊断。

【鉴别诊断】

肉瘿：甲状腺肿块，质地柔韧，光滑活动，边界清楚，随吞咽动作而上下移动，预后较好。

【治疗】

本病与肝郁、血瘀、痰凝、热毒密切相关，故治疗以疏肝解郁、活血散结、化痰软坚、解毒消肿为大法。由于不同类型的甲状腺癌的恶性程度和转移途径不同，其西医治疗原则亦不尽相同，除未分化癌以外，各型甲状腺癌的基本治疗方法是手术，并辅助应用核素、甲状腺激素及外部放射等治疗。

（一）辨证论治

1．痰瘀内结证

证候：颈部结块迅速增大，坚硬如石，高低不平，推之不移；但全身症状尚不明显；舌暗红，苔薄黄，脉弦。

治法：解郁化痰，活血消坚。

方药：海藻玉壶汤（《外科正宗》）合桃红四物汤（《医宗金鉴》）加白花蛇舌草、三棱、莪术等。

2．瘀热伤阴证

证候：石瘿晚期，或溃破流血水，或颈部他处发现转移性结块；或声音嘶哑，形体消瘦，皮肤枯槁；舌紫暗，或见瘀斑，脉沉涩。

治法：和营养阴，化痰散结。

方药：通窍活血汤（《医林改错》）合养阴清肺汤（《重楼玉钥》）加减。

（二）外治法

阳和解凝膏掺阿魏粉敷贴。

【预防与调护】

（1）肉瘿患者久治不愈，或结节迅速增大变硬，宜及早手术切除。

（2）保持心情舒畅，树立战胜疾病的信心。

第十章 周围血管病

第一节 臁 疮

【病名释义】

臁疮是发生于小腿下1/3胫骨嵴两旁（臁部）、踝部皮肤和肌肉之间的慢性溃疡，为外科常见疾病。本病多发生于长期站立、负重行走或伴有下肢筋脉横解（静脉曲张）的患者，中医文献多有“裤口毒”“裙边疮”“老烂腿”之称，相当于西医学的下肢慢性溃疡。其特点是经久难以收口，或虽经收口，每易因损伤而复发，与季节无关。

【病因病机】

久站久立，或长期负重，导致下肢筋脉横解（静脉曲张），局部气血运行不畅，瘀血停滞于脉络之中，郁久化热，或因下肢局部皮肤破损、虫咬等染毒，湿热下注，导致局部形成疮疡，脓水淋漓，疮口经久不愈或复发。

【诊断】

（一）临床表现

本病多见于久站、久立或长期负重者，溃疡好发于小腿下1/3处胫骨嵴两旁，踝骨上方内外侧，以内侧多见，溃疡大小不一，形态多样可呈圆形、椭圆形、斜形，边缘整齐或破损样，基底凹陷或有胬肉凸出。

1. 初期

初始时患处皮肤多先痒后痛，或痒痛交加，红热漫肿，小腿肿胀，有沉重感，色素沉着，可伴发浅静脉炎、湿疹等，局部筋脉怒张，日久加重持续红肿，继则破溃，滋水淋漓，渐成溃疡。若初期诊治不力，溃疡疮面可迅速扩展，伴生淡红色肉芽或表面附有黄色腐苔，脓水稀秽恶臭。可见疮面边缘增厚，周围皮肤红肿可伴不同程度的灼热、疼痛，或长久不愈，或经常复发。

2. 后期

若溃疡经久不愈，则疮口深陷，边缘高起如缸口，溃面肉色灰暗或灰白，流溢灰黄色或带绿色恶臭脓水，疮口周围皮肤紫暗，灰黑无光泽，僵硬不和，或局部皮肤因毒水浸淫而并发湿疹，或继发感染而化脓、出血。局部微热或不热，少有疼痛感觉。随疾病进展，溃疡面可扩大，上至膝，下到足背，越腐越深，甚者外肉腐尽而见胫骨。少数溃疡缠绵多年不愈，疮口呈菜花样凹凸不平，肉芽灰暗、臭秽，可转变成岩证。

（二）辅助检查

病理检查可排除结核及癌变。用彩色多普勒超声检查、下肢静脉造影等方法检查其下肢静脉情况。

【鉴别诊断】

1. 臁部放射性溃疡

有明显的接触放射线史，病变局限于放射部位，常由多个小溃疡融合成片。周围皮肤亦有色素沉着，或夹杂有小白点。损伤的皮肤或肌肉明显僵硬，感觉减弱。

2. 臁疮恶变

可为原发性皮肤癌，也可由臁疮经久不愈，恶变而来；溃疡状如火山，边缘卷起，不规则，触之觉硬，呈浅灰白色，基底表面易出血。

【治疗】

中医认为臁疮是本虚标实证，气虚血瘀为基本病机，益气活血、消除下肢瘀血是治疗的关键。

（一）辨证论治

1. 湿热下注证

证候：小腿青筋怒张，局部发痒，漫肿灼热疼痛，继则疮面破溃，溃疡面色暗或表面附有脓苔，脓水浸淫，臭秽难闻，或伴湿疮痒痛相交，甚者恶寒发热；伴口渴，便秘，小便黄赤；苔黄腻，脉滑数。

治法：清利湿热，和营消肿。

方药：二妙丸（《丹溪心法》）合五神汤（《辨证录》）加减。

2. 气滞血瘀证

证候：局部瘙痒不适，皮肤褐色红斑，粗糙，继而紫暗肿胀，或青筋怒张，状如蚯蚓或有皮肤破损，兼少许渗液；肢体沉重，倦怠乏力；舌边有瘀点，苔薄黄或白，脉弦涩。

治法：益气活血，祛瘀生新。

方药：补阳还五汤（《医林改错》）合四妙汤（《外科说约》）加减。

3. 脾虚湿盛证

证候：秉承日久，疮面色暗，有渗液，患肢浮肿；饮食欠佳，腹胀便溏，面色少华；舌淡苔腻，脉沉无力。

治法：健脾利湿。

方药：黄芪人参汤（《景岳全书》）。

（二）外治法

1．敷药法

在祛腐期，根据疮面脓腐多少及难易，外用七三丹、八二丹、九一丹等，同时外用红油膏以增强提脓祛腐之效。后期以祛瘀补虚生肌为主，可外用生肌散及白玉生肌膏敛疮。

2．熏洗法

将药物煎汤后，趁热熏洗、淋洗和浸浴患肢的一种外治方法，可活血通络，改善局部循环，助养新生，促进创面愈合。早期疮周红肿，脓水浸淫，常选用黄连、黄柏、马齿苋、七叶一枝花、石榴皮、明矾等以清热解毒、收湿敛疮。后期则常用红花、黄芪、丹参、鸡血藤等以助行血生新。

（三）其他疗法

1．高压氧疗法

高压氧可使组织血氧含量及血氧张力提高，向周围细胞的弥散能力增强，改善对组织细胞的供氧，同时改善毛细血管的通透性，有效阻止血浆、水分的外渗，减轻局部水肿，改善血循环，促进血管的再生和神经功能的恢复，促进炎症消散，加速组织修复，同时亦可促进药物的吸收。

2．针刺疗法

以局部针刺为主，目的在于改善局部血液循环以改善症状。取足三里、阴陵泉、血海、商丘、神道、至阳、阿是穴。湿热下注型加丰隆、内庭；气滞血瘀型加血海、膈俞；脾虚湿盛型加脾俞、肾俞。

3．艾灸疗法

多用在臁疮后期，此时患者气已虚，于足三里、阴陵泉处行温针灸。或疮口处隔附子灸，以祛腐生肌，活血通经，促进疮口愈合。

【预防与调护】

（1）患足宜抬高，少动，使之得到充分休息，以促进血流通畅，加速疮口的愈合。

（2）加强营养，常服食营养食品、滋补剂，使机能旺盛，促进愈合。

（3）疮口愈合后，应尽量避免过度负重、经久站立等工作，并常用绑腿缠缚或“医用弹力护腿”保护，以避免外来损伤，引起复发。

第二节 股 肿

【病名释义】

股肿是指血液在深静脉血管内发生异常凝固而引起静脉阻塞、血液回流障碍的疾病。其主要临床表现为肢体肿胀疼痛、局部皮温升高和浅静脉怒张等症状，好发于下肢髂股静脉和股静脉，以左下肢多见，可并发肺栓塞而危及生命，相当于西医学的下肢深静脉血栓。

【病因病机】

本病主要是因为创伤或产后长期卧床，以致肢体气血运行不畅，气滞血瘀，瘀血阻于脉络，脉络滞塞不通，营血回流受阻，水津外溢，聚而为湿，发为本病。

【诊断】

（一）临床表现

发病较急，主要表现为单侧下肢突发性广泛性粗肿、胀痛，行走不利，可伴低热。后期可出现浅静脉扩张、曲张，肢体轻度浮肿，小腿色素沉着、皮炎、臁疮等。由于阻塞的静脉部位不同，临床表现不一。

1．股静脉血栓形成

突然性、广泛性的下肢肿胀疼痛，股部肿胀明显，小腿及足部可有轻度水肿，股静脉走行区有深压痛，股三角区疼痛明显，甚至痛可连及同侧腰背部或会阴部。平卧时症状减轻，站立时加重，出现发热或高热。患肢静脉压较健侧升高，同侧患肢可见浅静脉扩张。

2．小腿深静脉血栓形成

患侧肢体疼痛是最主要的临床症状，肢体肿胀疼痛相对较局限，以小腿腓肠肌肿胀疼痛为主，重者胫、踝及足背也有水肿，行走时小腿疼痛加剧，腓肠肌部分有压痛，Homan's 征阳性，可出现低热或无全身症状。

3．全下肢深静脉血栓形成

全下肢明显肿胀、剧痛，股三角区、腘窝、小腿肌层都可有压痛，常伴体温升高和脉率加速（股白肿）。如病程继续进展，肢体极度肿胀，压迫下肢动脉，动脉痉挛，导致下肢动脉血供障碍，则足背动脉、胫后动脉搏动消失，进而小腿和足背常出现水泡，皮肤温度明显降低并呈青紫色（股青肿）。若不及时处理，可发生静脉性坏疽。

该病起病较急，病程较长，经过系统治疗后可明显好转，若患者在治疗期内出现咳嗽、咯血、胸闷、胸痛等症状，为血栓脱落出现肺栓塞，若突然出现剧烈胸痛、呼吸急促、出冷汗等症状则有肺梗死的可能。

（二）辅助检查

1. 多普勒超声检查

彩色多普勒超声可显示静脉腔内强回声、静脉不能压缩，或无血流等血栓形成的征象。

2. 下肢静脉造影

显示静脉闭塞或中断、充盈缺损、再通、侧支循环形成等形态，对深静脉血栓形成的有无及所处病程阶段进行确诊。

【鉴别诊断】

1. 象皮腿

相当于西医的下肢淋巴水肿，多发病缓慢，水肿范围多从足背开始，可累及小腿，逐渐向近心端蔓延，随着病情进展，皮肤和皮下组织增生变厚，皮肤粗糙、肥厚，呈硬韧性，按之不凹陷，较少形成溃疡。

2. 青筋腿

多见于持久站立或长期负重者，下肢筋脉弯曲、盘状隆起，伴有患肢沉重、疲劳感，少有胀痛，活动后出现小腿、踝部肿胀，休息后可自行消失。

【治疗】

本病一般采用中西医结合方法进行治疗。本病急性期辨证多属湿热证，宜理气活血，清热利湿；慢性期辨证多兼有气虚，宜益气活血，通阳利水。

（一）辨证论治

1. 湿热证

证候：患肢粗肿、疼痛，活动后加重，皮色暗红，局部皮温升高；全身症状不明显；舌质红，苔黄腻，脉弦滑。

治法：清热利湿，活血化瘀。

方药：四妙勇安汤（《验方新编》）加味。

2. 湿瘀证

证候：下肢肿胀，皮色紫暗，固定性压痛，肢体青筋怒张；舌质暗或有瘀斑，苔白，脉弦。

治法：活血化瘀，利湿通络。

方药：活血通脉汤（经验方）加减。

3. 脾虚湿阻证

证候：久病体虚，身疲乏力，患肢肿胀日久，朝轻暮重，沉重胀痛，活动后加重，皮色略暗，倦怠懒言；舌淡、胖，边有齿痕，苔薄白，脉沉濡。

治法：健脾渗湿，祛湿通络。

方药：参苓白术散（《太平惠民和剂局方》）加减。

（二）外治法

1. 熏洗法

适用于疾病中后期的治疗，简单实用的方法是用内服汤剂的药渣煎汤，熏洗、热敷患肢，每日1~2次，每次10~20分钟，可以活血化瘀和促进侧支循环的建立，达到改善症状、消退肿胀的目的。亦可选用活血止痛散等方，煎汤趁热熏洗患肢。

2. 局部换药法

(1) 溃疡面分泌物行常规细菌培养及药敏实验，根据结果选用相应的抗生素溶液湿敷换药，每日1次。

(2) 红外线照射溃疡局部及周围，每日1次，每次30分钟。

3. 外敷法

溃疡渗液较多者，用二皮散（松木皮、败豉皮等份，焙，研末）外敷；溃疡有脓性分泌物，用七三丹、芙蓉膏外敷；溃疡肉芽新鲜、红活者，选用生肌散、生肌白玉膏等换药；患肢肿胀明显者可用金黄散加水调敷，掺少量的玄明粉。

【预防与调护】

(1) 以预防为要，对于长期从事站立或久坐的人，应该及早采取预防措施，包括适当的下肢运动，如间歇性抬高患肢，在小腿部位采用弹性压迫、按摩等。

(2) 慢性重证患者长期卧床，做适当下肢运动的同时应注意定时变换体位，以促进下肢血液循环。急性期已过或后遗症期的患者下床活动时应穿弹力医疗袜或弹力绷带，以促进下肢静脉回流。

(3) 护理人员首先要做好患者的思想工作，以防患者情志失调、思虑过度，加重气血运行不畅从而延长病程。

(4) 患者明显畏寒，受寒则疼痛更甚，所以室温应较一般为高，以24℃~26℃为宜，并应注意局部保暖，多加衣被。

(5) 合理饮食，饮食宜温热，忌生冷；饮食宜清淡、富含维生素及低脂食物。

第三节　青蛇毒

【病名释义】

青蛇毒是指肢体体表浅静脉呈条索状突起，状如蚯蚓，以红硬压痛为特征的疾病。急性者可出现发热、全身不适等症状。本病多发于青壮年，以四肢多见，尤其多见于下肢，胸腹壁等部位亦可见。本病相当于西医学的血栓性浅静脉炎。

【病因病机】

本病多由湿热蕴结，寒湿凝滞，痰浊瘀阻，脾虚失运或外伤等因素，导致气血运行不畅，留滞脉中，脉络滞塞不通而发为本病。

【诊断】

（一）临床表现

本病多见于青壮年，男女均可罹患。以四肢为多发部位，其次见于胸腹壁等处。发病部位不同，临床表现也略有区别。

发于四肢者，以下肢多见，初为肢体浅层脉络径路上出现明显的条索状压痛区，继而出现红肿、胀痛，有灼热感，常可扪及硬条索状物，有明显压痛，条索可以加重及延长。当疾病累及脉络周围组织时，可出现片状结节，伴低热，站立时疼痛加重。经治疗炎症消退后，患处可遗留色素沉着或无痛性纤维硬结。

发于胸腹壁者，多为单侧胸腹部疼痛，可扪及纵行条索状压痛区，出现条索状硬物，长度不一，最长可达 20 ~ 30 厘米，疼痛在肢体活动时加重，按压条索上下两端，皮肤可出现凹陷性浅沟，一般无全身症状。

游走性青蛇毒，多见于下肢，即在肢体浅层脉络出现阶段性硬结节或条索，色红伴有疼痛，当一处硬条索消退后，其他部位又出现硬条索，呈游走性反复发作，或间歇性发作，可伴有低热、全身不适等症状。

（二）辅助检查

血常规检查一般正常，少数可有白细胞计数增高，部分患者可出现血沉加快。多普勒超声检查结果可提示浅静脉血栓形成。

【鉴别诊断】

1. 红丝疔

本病多继发于肢端的疔、痈等疾病，起病急，伴有高热，可在上或下肢内侧有红丝一条迅速向近端走窜，止于肘部或腋部；红丝较细，走窜迅速，全身症状明显，但消退亦快，少有转为慢性者。

2. 结节性红斑

多见于女性，与风湿病有关。皮肤结节多发生于小腿伸侧，屈侧无明显区别，呈圆形、片状或斑块状，一般不溃烂。可有疼痛、发热、乏力、关节痛，血沉及免疫指标异常。

【治疗】

本病的治疗分为急性期和慢性期。急性期以湿热瘀结证为主，治宜清热利湿、活血通络；慢性期以瘀阻脉络证为主，治宜活血化瘀、消肿散结。

（一）辨证论治

1. 湿热瘀结证

证候：局部筋脉红肿疼痛，或上下游走，或有条索状物，肢体活动不利；多伴有恶寒发热；舌红，苔黄腻，脉滑数。

治法：清热化瘀，利湿通络。

方药：清利通络汤（经验方）。

2. 瘀阻脉络证

证候：病程日久，局部筋脉硬肿如条索，粘连不移，牵掣不适，或呈多个硬性结节，按之柔韧或似弓弦；皮色暗黑，胫踝水肿；舌边有瘀点、瘀斑，苔薄白，脉沉涩。

治法：理气活血，化瘀散结。

方药：活血通脉汤（经验方）加减。

（二）外治法

1. 初期

可用金黄软膏或消炎软膏外敷，每日换药1次。局部红肿渐消，可选用拔毒膏贴敷。

2. 后期

可用熏洗疗法：当归尾12克，独活9克，羌活9克，白芷9克，红花12克，桃仁9克，威灵仙12克，海桐皮9克，生艾叶15克，生姜60克，水煎后熏洗。有活血通络、疏风散结之功。

（三）其他疗法

刺血拔罐疗法：采用刺血拔罐治疗血栓性浅静脉炎，可改善局部气血循环，减轻病变组织渗出、水肿，有效解除病变组织的炎性反应。沿血管走向按顺序进行刺血拔罐，意在增强其祛瘀效果，达到活血通络、消肿止痛之功，对急性期病变较局限者效果尤其显著。

【预防与调护】

（1）避免久站、久立，行走时建议患者穿弹力袜。

（2）急性期患者卧床休息时应适当抬高患肢，以减轻下肢水肿。

（3）饮食宜清淡，忌食辛辣、油腻、鱼腥之品，戒烟。

第四节　脱　疽

【病名释义】

脱疽是以四肢末端缺血性坏死，严重时趾（指）节脱落为特征的一种慢性周围性血管疾病。脱疽又称“脱痈”“脱骨疽”，其临床特点是：四肢末端最易发病，尤以下肢多见，初起患趾（指）怕冷、发凉、麻木、苍白，步履不便；继则疼痛剧烈，夜间为甚，日久趾（指）色如煮熟红枣，甚至坏死变黑，趾（指）节脱落。本病相当于西医学的血栓闭塞性脉管炎、动脉硬化性闭塞症和糖尿病足。本病好发于青壮年男性、老年人及糖尿病患者。在我国，北方的发病率高于南方，吸烟者的发病率明显高于不吸烟者。

【病因病机】

本病多因脾气不健，肾阳不足，寒湿之邪侵袭，以致脉络瘀阻，气血凝滞，甚或痹阻不通而发病。脾气不健，气血生化不足，内不能滋养脏腑，外不能充养四肢。四肢为诸阳之末，得阳气而温；脾肾阳气不足，不能温养四肢，复感寒湿之邪，则寒凝经脉，气血不通，不通则痛；温养不足，四肢失于气血濡养，则皮肉枯槁。若寒湿之邪郁久化热，湿热浸淫，热胜肉腐则患趾（指）红肿化脓，甚则坏疽脱落。热邪伤阴，阴血亏虚，则形体消瘦，疮面不愈。

【诊断】

（一）临床表现

血栓闭塞性脉管炎又称为 Buerger 病，好发于青壮年男性，开始时多为一侧下肢发病，继而累及对侧，少数患者可累及上肢。患者多有受冷、潮湿、嗜烟、外伤等病史。动脉硬化性闭塞症多发于老年人，常伴有高脂血症、高血压和动脉硬化病史，病变常累及大、中动脉。糖尿病足多伴有糖尿病病史，尿糖、血糖增高，病变可累及大动脉和微小动脉。随着人们生活习惯的改变，临床上动脉硬化性闭塞症和糖尿病足的发病率明显升高，而血栓闭塞性脉管炎的发生率则显著减少。

根据疾病的发展过程，临床一般可分为三期。

1. 一期（局部缺血期）

患肢末端发凉、怕冷、麻木、酸痛，间歇性跛行，每行走 500～1 000 米后，患肢小腿或足底即有胀痛或抽搐，稍稍休息后，症状缓解或消失，再行走同样或较短距离时，患肢疼痛症状又出现。随着病情的进展，患足可出现轻度肌肉萎缩，皮肤干燥，皮色变灰，皮温稍低于健侧，足背动脉（趺阳脉）或胫后动脉搏动减弱，部分患者小腿可出现游走性红硬条索（游走性血栓性浅静脉炎）。

2. 二期（营养障碍期）

患肢发凉、怕冷、麻木、坠胀疼痛，间歇性跛行愈来愈明显。疼痛转为持续性，夜间加重，患者常抱膝而坐，难以入睡，患侧足背动脉、胫后动脉搏动消失。足部不出汗，趾甲生长缓慢、增厚变形，皮肤干燥，呈潮红、苍白或紫红色，汗毛脱落，小腿肌肉萎缩。

3. 三期（坏死期或坏疽期）

患肢缺血更为严重，足趾发黑，干瘪，坏疽，形成溃疡，如合并感染时，则红肿明显，患足疼痛更剧，全身发热。经积极治疗，患足红肿可消退，坏疽局限，溃疡可愈合。若坏疽发展至足背以上，则红肿疼痛难以控制。病程日久，患者可出现消瘦、疲乏、精神萎靡、食欲不振，甚则壮热神昏。根据肢体坏疽轻重和范围，将坏疽分为三级：

（1）一级坏疽局限于足趾或手指部位。

（2）二级坏疽局限于足跖部位。

（3）三级坏疽发展至足背、足跟、踝关节及其上方。

本病发展缓慢，病程较长，常在寒冷季节加重，治愈后可复发。

（二）辅助检查

多普勒超声检查、血流图、计算机扫描血管三维成像（CTA）、MRA、DSA 血管造影及血脂、血糖等检查，可以明确诊断，并可以了解血管闭塞部位及程度。

【鉴别诊断】

1. 三种脱疽的临床鉴别

具体见表 10－1。

表 10－1　三种脱疽的临床鉴别

	血栓闭塞性脉管炎	动脉硬化性闭塞症	糖尿病足
性别	男性多，女性罕见	男女均可发病	男女均可发病
年龄	多为青壮年（20～40岁）	40岁以上	40岁以上，老年肥胖
浅静脉炎	游走性	无	无
高血压	极少	大部分有	大部分有
冠心病	无	有	可有可无
血脂	基本正常	升高	多数升高
血糖、尿糖	正常	正常	血糖高，尿糖阳性
受累血管	中、小动脉	大、中动脉	大、微血管
肢体的感染情况	一般不明显。严重坏疽多有高热，白细胞增高	坏疽感染重，高热，白细胞增高，全身症状严重	坏疽常有严重感染，高热，恶寒，白细胞增高

2. 雷诺综合征（肢端动脉痉挛症）

在寒冷、精神刺激、情绪激动等影响下，发生肢体末梢动脉阵发性痉挛，手足皮肤颜色呈苍白—紫绀—潮红，最后恢复正常的间歇性变化（雷诺现象）。多发于青壮年女性。一般肢体动脉搏动正常。

【治疗】

本病轻证可单用中药或西药治疗，重证应中西医结合治疗。中医以辨证论治为主，但活血化瘀法贯穿始终，常配合静脉滴注活血化瘀药物，以建立侧支循环，改善肢体血运。对于部分发病较急的患者应及时采取手术和中西医结合治疗，防止严重并发症的出现。

（一）辨证论治

1. 寒湿阻络证

证候：患趾（指）喜暖怕冷，皮肤苍白发凉，麻木疼痛，遇冷痛剧；步履不利，小腿酸胀疼痛，多走则疼痛加剧，稍歇痛减，趺阳脉搏动减弱；舌淡，苔白腻，脉沉细。

治法：温阳散寒，活血通络。

方药：阳和汤（《外科证治全生集》）加减。

2. 血脉瘀阻证

证候：患趾（指）酸胀疼痛加重，步履沉重乏力，活动艰难。患趾（指）皮色暗红或紫暗，下垂更甚，抬高则见苍白；皮肤发凉干燥，肌肉萎缩；彻夜不能入寐；舌暗红或有瘀斑，苔薄白，脉弦涩。趺阳脉消失。

治法：活血化瘀，通络止痛。

方药：桃红四物汤（《医宗金鉴》）加减。

3. 湿热毒盛证

证候：患肢趾（指）灼热剧痛，遇热加重，以夜间尤甚；局部肿胀，皮肤紫暗，浸淫蔓延，趾（指）将有干性坏疽；伴身热口渴，便秘溲黄；舌红，苔黄腻，脉弦数。

治法：清热利湿，活血化瘀。

方药：四妙勇安汤（《验方新编》）。

4. 热毒伤阴证

证候：皮肤干燥，毫毛脱落，趾（指）甲增厚变形，肌肉萎缩，趾（指）呈干性坏疽；口干欲饮，便秘溲赤；舌红，苔黄，脉弦细数。

治法：清热解毒，养阴活血。

方药：顾步汤（《外科真诠》）加减。

5. 气阴两虚证

证候：病程日久，坏死组织脱落后疮面久不愈合，肉芽暗红或淡而不鲜，面容憔悴，萎黄消瘦，倦怠乏力，口渴不欲饮，五心烦热；舌质淡胖，脉细无力。

治法：益气养阴。

方药：黄芪鳖甲汤（《医学入门》）加减。

（二）外治法

1. 未溃期

可选用冲和膏、红灵丹油膏外敷；亦可用当归 15 克，独活 30 克，桑枝 30 克，威灵仙 30 克，煎水熏洗，每日 1 次；或附子、干姜、吴茱萸各等份研末，蜜调，敷于患足涌泉穴，每日换药 1 次，如发生药疹即停用；或用红灵酒少许揉擦患肢足背、小腿，每次 20 分钟，每日 2 次。

2. 已溃期

溃疡面积较小者，可用上述中药熏洗后，外敷生肌玉红膏；溃疡面积较大，坏死组织难以脱落者，可先用冰片锌氧油（冰片 2 克，氧化锌油 98 克）软化创面硬结痂皮，按疏松程度，依次清除坏死痂皮，先除软组织，后除腐骨，彻底的清创术必须待炎症完全消退后方可施行。

【预防与调护】

（1）患者的衣服应宽松、保暖、舒适。冬季尤应注意四肢的防冻保暖，宜穿特制的宽大棉（毛）袜和棉鞋，棉被宜轻软保暖。防止外伤。

（2）严格戒烟。吸烟加重病情，烟草中的尼古丁可刺激肾上腺分泌，降低皮肤温度，造成血管收缩、痉挛，使病情加重。

（3）饮食宜清淡，少食辛辣炙煿及醇酒之品。

第十一章　肛门直肠疾病

第一节　痔

【病名释义】

痔，又称“痔疮”，其传统概念是人体直肠末端黏膜下和肛管及肛缘皮下静脉丛发生扩大、曲张所形成的柔软静脉团；痔的现代概念是肛垫病理性肥大、移位及肛周皮下血管丛血流瘀滞形成的团块。痔是一种常见病，其发病率在肛肠疾病中占87.3%，占受检人群的46.3%。任何年龄均可发病，其中以20～40岁较为多见，并随着年龄的增长而逐渐加重。

【病因病机】

中医认为，脏腑本虚、气血亏损是痔的发病基础，而情志内伤、劳倦过度、饮食不节、长期便秘、泻痢日久，妇女妊娠以及风、湿、燥、热四气相结合等多为发病的诱因，以致脏腑阴阳失调，气血运行不畅，经络受阻、燥热内生，热与血相搏，气血纵横、经脉交错、结滞不散而成。因此，痔的发生以瘀为本，气血瘀滞、筋脉横解是其基本病机。

【分类】

痔分为内痔、外痔和混合痔。

内痔是肛垫（肛管血管垫）的支持结构、血管丛及动静脉吻合发生的病理性改变和移位；外痔是齿状线远侧皮下血管丛扩张、血流瘀滞、血栓形成或组织增生，根据组织的病理特点，外痔可分为结缔组织性、血栓性、静脉曲张性和炎性外痔4类；混合痔是内痔和相应部位的外痔血管丛的相互融合。

【诊断】

（一）临床表现

1. 内痔

内痔主要临床表现是出血和脱出，可并发血栓、嵌顿、绞窄及排便困难等。内痔多发于成年人，好发于截石位3、7、11点处。初发常以无痛性便血为主要症状，血液与大便不相混合，多在排便时出现手纸带血、滴血或射血。

肛门检查见齿状线上黏膜半球状隆起、充血。随着痔核增大，在排便时可脱出，若不及时回纳，可形成内痔嵌顿。患者常伴有大便秘结。内痔持续性脱出时有分泌液溢出，并可有肛门坠胀和异物感。

根据内痔的症状。其严重程度分为4期。

Ⅰ期：便时带血或滴血，便后出血可自行停止，无痔脱出。

Ⅱ期：常有便血，排便时有痔脱出，便后可自行还纳。

Ⅲ期：可有便血，排便或久站及咳嗽、劳累、负重时有痔脱出，需用手还纳。

Ⅳ期：可有便血；痔持续脱出或还纳后易脱出。

2．外痔

外痔主要临床表现为肛门部软组织团块，有肛门不适、潮湿瘙痒或异物感，如发生血栓及炎症可有疼痛。临床上可分为4类。

（1）结缔组织性外痔。

患者肛门异物感或便后肛门不易清洁，因少量分泌物或粪便积存刺激，有的可伴肛门潮湿、瘙痒。检查可见，初起只是肛门皱襞肿大，有粪便和分泌物积存，色暗红；甚者在肛缘呈单发或多发或不规则赘皮，质软或硬，触痛不明显。

（2）静脉曲张性外痔。

患者感肛门部肿胀不适，排便时明显。检查可见，肛缘某一部位或围绕肛门有不规则肿物隆起，质软，皮色紫暗，皮下有扩大曲张的静脉丛。

（3）血栓性外痔。

患者排便或用力后，肛缘突起一圆形或椭圆形肿块，剧烈疼痛。检查可见，肛缘肿块，颜色紫暗，稍硬，触痛明显。血栓性外痔好发于截石位3、9点处。

（4）炎性外痔。

患者感肛门部灼痛、湿痒，排便或活动时尤甚。检查可见，肛门皱襞充血、肿胀、触痛，并可有少量渗出物。

3．混合痔

混合痔主要临床表现为内痔和外痔的症状同时存在。内痔发展到Ⅲ期以上时多形成混合痔。混合痔逐渐加重，呈环形脱出肛外，脱出的痔块在肛周形成梅花状时，称为环状痔。脱出的痔块若被痉挛的肛门括约肌嵌顿，以致水肿、瘀血甚至坏死，临床上称为嵌顿痔或绞窄性痔。

（二）专科检查

1．肛门视诊

肛门视诊主要是检查有无内痔脱出，肛门周围有无静脉曲张性外痔、血栓性外痔及皮赘，必要时可行蹲位检查，观察脱出内痔的部位、大小和有无出血，以及痔黏膜有无充血、水肿、糜烂和溃疡。

2．肛门直肠指诊

这是重要的检查方法。Ⅰ、Ⅱ期内痔指检时多无异常；对反复脱出的Ⅲ、Ⅳ期内痔，指诊有时可触及齿状线上的纤维化痔组织。肛管直肠指诊可以排除肛门直肠肿瘤和其他疾病。

3．肛门直肠镜检查

肛门直肠镜检查可以明确内痔的部位、大小、数目，以及内痔表面黏膜有无充血、水肿、糜烂等。

4．粪潜血试验

这是排除全消化道肿瘤的常见筛查手段。

5．全结肠镜检查

以便血就诊者、有消化道肿瘤家族史或本人有息肉病史者、年龄超过50岁者、粪潜血试验持续阳性以及缺铁性贫血的痔患者，建议行全结肠镜检查。

【鉴别诊断】

1．直肠息肉

直肠息肉多见于儿童，脱出息肉一般为单个，头圆而又长蒂，表面光滑，质较痔核稍硬，活动度大，容易出血，但多无射血、滴血现象。

2．脱肛

脱肛多见于儿童，是直肠黏膜、肛管、直肠全层和部分乙状结肠向下移位的一种疾病。脱出物为直肠黏膜或直肠全层，呈环状，有螺旋状皱褶，表面光滑，无静脉曲张，不易出血，有少量黏液分泌。

3．直肠癌

直肠癌多见于中老年人，粪便中混有脓血、黏液、腐臭的分泌物，便意频数，里急后重，晚期大便变细。指检常可触及菜花状肿物或凹凸不平的溃疡，质地坚硬，不能推动，触之易出血。

【治疗】

临床中，应遵循三个治疗原则：无症状的痔无须治疗；治疗目的重在消除、减轻痔的症状；解除痔的症状较改变痔体的大小更有意义。治疗时应首先采用内服、外用药物及其他非手术疗法，对Ⅲ期、Ⅳ期、嵌顿的内痔采用非手术治疗无效者，再采取手术或其他治疗。

（一）辨证论治

1. 内痔

（1）风伤肠络证。

证候：大便滴血、射血或带血，血色鲜红，大便干结，肛门瘙痒；口干咽燥；舌红，苔黄，脉浮数。

治法：清热凉血，祛风润燥。

方药：凉血地黄汤（《外科大成》）合槐花散（《普济本事方》）加减。

（2）湿热下注证。

证候：便血色鲜红，量较多；肛门肿物外脱、肿胀、灼热疼痛或有滋水；便干或溏，小便短赤；舌红，苔黄腻，脉弦数。

治法：清热渗湿止血。

方药：脏连丸（《证治准绳》）加减。

（3）气滞血瘀证。

证候：肿物脱出肛外、水肿，内有血栓形成，或有嵌顿，表面紫暗、糜烂、渗液，疼痛剧烈，触痛明显，肛管紧缩；大便秘结，小便不利；舌紫暗或有瘀斑，苔白，脉弦或涩。

治法：清热利湿，活血祛瘀。

方药：止痛如神汤（《医宗金鉴》）加减。

（4）脾虚气陷证。

证候：肿物脱出肛外，不易复位，肛门坠胀，排便乏力，便血色淡；面色少华，头晕神疲，食少乏力，少气懒言；舌淡胖，苔薄白，脉细弱。

治法：健脾益气摄血。

方药：补中益气汤（《东垣十书》）加减。

2. 外痔

以血热瘀结证多见。

证候：肛缘肿物突起，其色暗紫，疼痛剧烈难忍，肛门坠胀；伴口渴便秘；舌紫，苔薄黄，脉弦涩。

治法：清热凉血，散瘀消肿。

方药：凉血地黄汤（《外科大成》）合活血散瘀汤（《外科正宗》）加减。

（二）外治法

适用于各期内痔、各类外痔、混合痔的便血、脱出、肿痛及术后换药。

1. 熏洗法

常用五倍子汤、苦参汤、祛毒汤等，有活血止痛、消肿收敛等作用。

2．塞药法

常用四黄栓、九华栓、马应龙麝香痔疮膏（栓）、肛泰栓、九华痔疮栓等，有消肿、止痛、止血的作用。

3．外敷法

根据不同症状选用各种油膏、散剂，常用消痔膏、五倍子散等，有消肿止痛、收敛止血、祛腐生肌等作用。

（三）其他疗法

1．一般治疗

改变饮食结构、多饮水、多进膳食纤维、保持排便通畅、防治腹泻、温水坐浴、保持会阴清洁等，这对各类痔的治疗都是必要的。

2．扩肛疗法

在局麻、腰俞麻醉或骶麻情况下，以手指对肛管进行扩张，一般可扩大到4～6指，持续3～5分钟，一般每周1次，2～3周为1个疗程。

3．针灸疗法

主穴取攒竹、会阴，配穴取燕口、龈交、白环俞、长强、承山。艾灸：取上述穴位，灸5～15分钟，以灸至皮肤温热红晕，而又不致烧伤皮肤为度。

（四）手术治疗

1．内痔手术

（1）枯痔钉插药术。

［适应证］

Ⅱ、Ⅲ期内痔或混合痔的内痔部分。

［禁忌证］

1）任何外痔或肛管直肠有急性炎症时不能插入。

2）伴有严重的心、肝、肾、血液系统等疾病的患者及汞过敏患者。

［术前准备］

1）查血常规、出凝血时间等。

2）排净大小便或开塞露注肛排便。

［麻醉］

无须麻醉或局部麻醉。

［体位］

侧卧位。

［手术步骤］

1）徒手插钉术：①术区常规消毒，铺洞巾。观察内痔的大小、位置、形态及数目。对单发且能脱出的内痔，可直接插入；对不脱出的内痔，先行扩肛再用手压住内痔根部，将其翻出肛外再插入。②术者左手固定内痔，右手捏住钉尾，在距齿线上 0.2 厘米，钉尖对准痔体与表面呈 15°，用力快速插入痔黏膜后，再缓慢插入痔内，每钉之间相距 0.2 ~0.3 厘米，每个内痔根据大小插入 3 ~5 枚，一次总量可插入 10 ~20 枚。③插入后，将痔面多余部分剪掉，仅留 1 ~2 毫米即可。因痔黏膜收缩则将钉全部埋入痔内，再逐个送回肛内，包扎固定。

2）器械射钉术：用特制的射入器，通过斜面喇叭镜将半枚枯痔钉射入内痔。即将枯痔钉安放在枪筒内，对准痔体呈 15°，扣动扳机射入痔内。插射完后送回肛内，可塞入止痛、解痉栓剂，压迫内痔，使之回位。

[术后处理]

1）嘱患者调理大便使大便软化，每日或隔日排便 1 次。

2）术后每日更换引流纱条，至创面平复。

3）如有发热、出血等应考虑过敏反应，宜尽早停止治疗。

[注意事项]

1）不论痔体大小，尽量一次插完。

2）插钉不宜过深、过浅、穿透或低于齿线，否则易致健康组织坏死、疼痛和感染。

3）先在齿线上 0.2 厘米处，插入一排较大内痔，然后再往上方插入两排。

（2）内痔注射术。

[适应证]

适用于无并发症的各期内痔，尤其是Ⅰ、Ⅱ期内痔。

[禁忌证]

1）任何外痔及有并发症的内痔（如栓塞、感染或溃疡等）或嵌顿痔。

2）合并肛缘炎症感染，肛周湿疹患者。

3）年老体弱，患有严重心、肝、肾疾病者。

[术前准备]

1）器械：喇叭式肛镜 1 套，5 毫升注射器 1 支，5 号长针头 1 支，带有刻度的搪瓷杯 3 个。

2）药物：1∶1 液（1% 普鲁卡因 + 消痔灵等量）、2∶1 液（普鲁卡因 2 份 + 消痔灵 1 份）和消痔灵原液。注射前做普鲁卡因过敏试验。

3）查血常规、出凝血时间等，排净大小便，不必禁食。

4）另备血管钳、凡士林纱条和纱布块等。

[麻醉]

局部麻醉或腰俞麻醉。

［体位］

侧卧位或截石位。

［手术步骤］

1）一步注射法：适用于孤立性内痔。①用喇叭镜插入肛内检查内痔部位、大小、数目。如纤维化型则不宜注射。②用5号针头的注射器抽取2∶1药液直接注入痔内，使痔体黏膜表面颜色变浅或呈水疱为度，根据痔体大小注入1~3毫升药液。③用同样方法注射其他内痔，一般每次可同时注射3~5个痔核。

2）四步注射法：适用于Ⅰ~Ⅲ期内痔。①用喇叭镜插入肛内检查内痔部位、大小、数目，再以示指触摸原发痔区有无动脉搏动。②将消痔灵原液配1∶1溶液按四步注射法依次注射。第一步：直肠上动脉右前、右后和左侧分支注射。于母痔上0.2厘米处进针，相当于直肠上动脉右前分支进入痔核搏动点处，进针至黏膜下层深部，边退针，边注药。3个母痔上极分别注射4毫升，共12毫升。第二步：母痔的黏膜下层注射。先在母痔中心进针，入黏膜、黏膜固有层、黏膜肌层、黏膜下层深部，针尖接触肌层有抵抗感，不要刺入肌层，稍退针尖开始注药，药量稍大于痔体，以痔核呈弥漫性肿胀为宜，每个内痔分别注射4~6毫升。第三步：黏膜固有层注射。当第二步注射完毕，再缓慢退针，往往有一落空感即至黏膜固有层，注药，药量为第二步的1/3，以痔黏膜呈水疱状、血管网清晰为度，然后退针出来，每个母痔分别注射2~3毫升。第四步：右前、右后和左侧的窦状静脉下极注射。在母痔下极齿状线上0.1厘米处进针，至黏膜下层深部的窦状静脉区，每痔注射4毫升，3个痔共注药12毫升。③注射完毕，用指腹反复揉压注药部位，使药液均匀散开。总药量50~70毫升，送回肛内，外敷纱布固定。

［术后处理］

1）患者当日休息，不排大便。

2）少渣饮食2日。

3）便后坐浴熏洗，痔疮栓纳肛。

4）口服抗生素3日，预防感染。

5）术后肛门坠胀和微痛、个别病例有微热、排尿不畅，对症处理即可。

［注意事项］

1）注射药量视痔核大小不同，注射药量也不同。

2）黏膜固有层注射药量不宜过大，以免发生黏膜坏死。

3）进针深浅度要适宜，过深则伤及括约肌，引起肌肉坏死，过浅注在黏膜表层，易引起浅表外坏死出血。

4）注药前应回抽无血。

5）窦状静脉区注药勿多，以免药物渗入齿状线以下引起疼痛。

6）边注药边退针头，待退出黏膜表层前稍停顿片刻，可避免针眼出血。

7）切勿将药液注入肛管皮肤下及外痔部位，否则发生水肿和疼痛。

（3）内痔结扎术。

［适应证］

各期内痔。

［禁忌证］

外痔。患有严重心、肝、肾疾病及凝血机制障碍者。

［术前准备］

1）查血常规、出凝血时间、心电图等。

2）排净大小便，必要时灌肠排便。

［麻醉］

长效局麻或腰俞麻醉。

［体位］

侧卧位或截石位。

［手术步骤］

1）单纯结扎术：①肛周皮肤消毒，麻醉后扩肛，分叶镜下，暴露内痔查清内痔部位、大小、数目。②以血管钳夹住内痔牵出肛外，再以全牙血管钳夹住内痔基底部，在钳下齿状线下剪开 0.5 厘米减压切开，以防术后水肿。再以 7 号丝线在钳下绕减压切口单纯结扎，打一紧张结。若不紧可行双重结扎。③如被结扎痔块较大，可用多把血管钳排列钳夹，压缩成片状后剪除，以免痔块过大术后堵塞肛门产生坠胀感。④处理 3 个以上痔块时，可在肛后部延长减压切口内挑出部分内括约肌和外括约肌皮下部予以切断，如此形成一个“V”形顺直坡状创口，以利术后引流。松解括约肌可避免术后肛门疼痛和狭窄。如有出血即结扎止血或嵌入止血纱布。

2）“8”字形贯穿结扎术：①肛周皮肤消毒，麻醉后扩肛，暴露内痔部位、大小、数目。②以止血钳夹住内痔基底部牵出肛外，用圆针、7 号丝线在止血钳下方贯穿基底中部缝合一针，接着绕钳尖于钳下再贯穿缝合一针。注意不能穿入肌层。收紧缝线，松开止血钳，“8”字形结扎，以免结扎线滑脱而出血，剪去多余丝线。③同法贯穿结扎其余痔核，各结扎点间至少保留 1 厘米以上的正常黏膜。

［术后处理］

1）术后预防性应用抗生素，防止感染。

2）术后半流质饮食2～3日。

3）保持排便通畅，适当口服润肠通便药，必要时用开塞露注肛排便。

4）每次便后熏洗坐浴，换药或塞入痔疮栓。

5）术后排便困难便条变细，肛门变窄者应定期扩肛，每周1～2次至正常为止。

[注意事项]

1）所有内痔可一次全部结扎，钳夹痔核时一定要钳夹在基底部，不能遗留痔组织。

2）结扎务必牢固，否则有脱线或坏死不全之虞。

3）贯穿结扎时，缝针不宜过深，以免脱核后引起出血。

4）同时结扎3个以上内痔时，一定要松解肛门括约肌，防止术后疼痛和狭窄。同时结扎残端压缩后剪除，以减轻患者术后堵塞感。

（4）分段结扎术。

[适应证]

环形内痔、环形外痔、环形混合痔、嵌顿性混合痔。

[禁忌证]

孤立性、多发性混合痔。

[术前准备]

1）查血常规、出凝血时间等。

2）排净大小便或灌肠排便。

[麻醉]

长效局麻或腰俞麻醉。

[体位]

侧卧位或截石位。

[手术步骤]

1）显露：常规消毒，铺巾。令患者努臀增加腹压使痔全部脱出肛外，如不能脱出，以肛镜扩肛使括约肌松弛，再以4把组织钳夹住肛缘使痔外翻，暴露出母痔、子痔部位、大小及数目，以便设计分段。

2）分段：以右后位母痔为中心按自然段，共分3～4段。在各段之间的皮肤和黏膜以两把血管钳夹住，内臂夹住健康黏膜，外臂夹住健康皮肤，在两钳间切开皮肤和黏膜至钳尖，再将黏膜和皮肤缝合一针。在另一段间同法切开和缝合一针则完成分段，使痔块游离。

3）结扎：左手将游离段痔核及两侧血管钳牵起并向外翻，内痔较大时用血管钳夹住内痔向外牵出。右手用大弯血管钳，横行钳夹内外痔基底部，卸下两侧血管钳。于大弯血管钳下行“8”字形贯穿缝合结扎，必要时再加双重结扎。其他各段同法缝扎，残端压缩后多余部分于钳上剪除，残端不能过短呈半球状，以免结扎线滑脱而致出血。

4）松解括约肌：在肛门后部偏一侧的分段处延长切开皮肤长约2厘米，经此切口挑出内括约肌和外括约肌皮下部。

5）创腔填以止血纱布，肛内填以凡士林纱条，外敷“塔”形纱布，“丁”字带勒紧固定。

［**术后处理**］

1）术后预防性应用抗生素，防止感染。

2）半流质饮食3日。

3）多吃蔬菜和水果，适当选用润肠通便药物，以利脱落。

4）每次便后熏洗坐浴、换药，10日左右逐个脱落。

5）术后7～10日应避免剧烈活动，防止术后大便干燥，以防痔核脱落而造成继发性大出血。

6）术后10日左右指检，如有肛管狭窄，定期扩肛。

分段处皮肤黏膜缝线不能自脱者可拆掉。

［**注意事项**］

1）横行钳夹时，血管钳多夹内痔，少夹外痔下健康皮肤，血管钳外翻，使内痔向外翻，夹住内外痔基底部，以免术后黏膜外翻。

2）结扎的各段痔块应在同一水平上，避免肛门外形不整。

3）松解括约肌要充分，以肛门能容纳两指为度，以防术后瘢痕挛缩而致肛门狭窄。

4）结扎痔核保留残端不应过短，且于全部结扎后再行剪除，否则结扎线易滑脱。

（5）内痔套扎术。

［**适应证**］

Ⅱ期、Ⅲ期内痔。

［**禁忌证**］

外痔、混合痔和环状痔。

［**术前准备**］

同“内痔注射术”。

［**麻醉**］

长效局麻或腰俞麻醉。

[体位]

截石位。

[手术步骤]

1）钳夹套扎术：①先将胶圈套在一把血管钳上转轴部，再用另一把血管钳夹住胶圈的侧壁上。②在两叶肛镜扩张直视下，牵出内痔，张开带有胶圈的血管钳，夹住内痔基底部，并在钳下近齿线处剪一个0.3厘米小切口，便于胶圈嵌入不致滑脱，并有减压作用。③再将夹持胶圈侧壁的血管钳，拉长胶圈，绕过夹持内痔血管钳尖端，套在痔基底部，嵌入小切口内，随即松开卸下夹持内痔基底部的血管钳，胶圈弹性收缩而起勒割作用。

2）器械套扎术：套扎器有牵拉式和吸引式两种，操作方法略有不同。①牵拉式套扎术：A. 先将胶圈套在扩圈圆锥尖上，逐渐撑开推到套扎器筒管上，卸掉扩圈圆锥。B. 全痔脱出：筒口对准内痔，再用钳牵引入筒中，扣动扳机，将胶圈推出套在内痔基底部，取下套扎器，如内痔不脱出，也可在肛镜下操作。②吸引式套扎术：筒口对准内痔，不用钳牵拉。用负压吸引内痔至密闭的筒内，扣动扳机，将胶圈吸引内痔至密闭的筒内，扣动扳机，将胶圈推出套在内痔基底部，取下套扎器，肛内填以油纱条或塞入痔疮栓。

[术后处理]

1）术后口服抗生素预防感染。

2）无须每次便后换药，熏洗坐浴后塞入痔疮栓即可。

[注意事项]

1）先套扎子痔，后套扎母痔，以免遗漏小痔。

2）痔体较大应用牵拉式套扎，因吸引式套扎器的筒腔较小，不能全部吸入，故套扎不彻底。

3）在套扎的内痔中注射硬化剂，可防止脱落出血。

4）套扎时不能将齿线以下组织套入胶圈内，以免引起剧痛。

5）一般每个痔核套两个胶圈，以增强胶圈的紧勒作用。

（6）内痔切除术（闭式手术）。

[适应证]

Ⅱ～Ⅲ期内痔。

[禁忌证]

Ⅰ期内痔。

[术前准备]

1）查血常规、出凝血时间等。

2）排净大小便，必要时灌肠排便。

[麻醉]

长效局麻或腰俞麻醉。

[体位]

侧卧位或截石位。

[手术步骤]

1）消毒后，肛镜下暴露内痔，查看数目、大小和范围。

2）用止血钳在齿线上 0.2 厘米处钳夹痔根部，钳下贯穿缝合 2 ~ 3 针，保留缝线。

3）在钳上切除内痔，松开痔钳，结扎缝线。依据同法切除内痔 3 ~ 5 个，检查创面，止血。

4）检查无出血，无肛门狭窄，肛内填以凡士林纱布引流，外敷纱布，包扎固定。

[术后处理]

1）术后预防性应用抗生素，防止感染。

2）术后 1 ~ 2 日进流食，以后改为普食。

3）术后控制排便 1 ~ 2 日，第二日起服麻仁丸等通便药物，避免用力排便引起疼痛、出血。

4）第二日起熏洗坐浴，每日 2 次，换药或塞入痔疮栓。

[注意事项]

1）先结扎缝合，再切除内痔，可避免切除后黏膜缝合不全，导致术后出血和感染。

2）缝合黏膜时可包括一部分内括约肌，起固定肛垫作用。

3）要保证切除后 2 个内痔间黏膜无张力。

（7）嵌顿性内痔手术（急症手术）。

[适应证]

嵌顿或绞窄性内痔，用手法不能复位剧痛难忍、水肿严重、血栓形成者。

[禁忌证]

合并血液病患者。

[术前准备]

排净大小便，不能排出也可。

[麻醉]

长效局麻或腰俞麻醉。

[体位]

侧卧位或截石位。

［手术步骤］

1）在水肿或疑有血栓部位可触到硬结，做一放射状切口减压后，摘除全部血栓，水肿逐渐皱缩而至消失，内痔有时随之回缩复位。

2）根据复位后内痔部位、大小和数目施行内痔结扎术或“8”字形贯穿结扎术。

［术后处理］

同“内痔结扎术”。

［注意事项］

同“内痔结扎术”。

2. 外痔手术

（1）血栓外痔摘除术。

［适应证］

血栓性外痔保守治疗1周，尚未吸收，而且症状加剧者，或血栓太大不易吸收者。

［禁忌证］

血栓小症状不重可自行吸收者。

［术前准备］

1）查血常规、出凝血时间等。

2）排净大小便即可，无须灌肠。

［麻醉］

局部麻醉。

［体位］

侧卧位或截石位。

［手术步骤］

1）手指挤压摘除术：适用于血栓单纯孤立与周围无粘连者。局麻成功后，在血栓痔体正中做一梭形小切口，用剪刀切开血栓顶部皮肤，即可见暗紫色的血栓，用手指由切口两侧挤压血栓使其排出。切口用凡士林纱条覆盖无菌纱布压迫，包扎。

2）分离摘除术：适用于血栓较大且与周围粘连者，或有多个血栓者。常规消毒、局麻成功后，在痔体正中部做梭形切口，剪开血栓表面皮肤，用组织钳提起创缘皮肤，用尖剪刀或小弯钳沿皮下和血栓外包膜四周分离血栓，完整游离出血栓，摘除血栓后，修剪创缘皮肤成梭形创口，以免术后遗留皮垂。油纱条嵌入创口，外敷纱布包扎。也可缝合1~2针，一期愈合。

[术后处理]

1）口服抗生素预防感染。

2）每次便后熏洗坐浴，换药。

3）如果缝合后无感染能一期愈合，7 日拆线。

[注意事项]

1）注意不要将血栓外包膜剥破。

2）分离血栓时勿夹持栓体，以免包膜破裂，剥出不全。

3）若血栓大、皮赘多，可切除部分皮肤，以免术后遗留皮赘。

4）术中必须仔细操作，特别对小血栓更不能遗漏，以防止复发。

（2）外痔切除术。

[适应证]

结缔组织性外痔、炎性外痔、无合并内痔的静脉曲张性外痔。

[禁忌证]

合并感染的血栓性外痔。

[术前准备]

1）查血常规、出凝血时间等。

2）排净大小便即可，无须灌肠。

[麻醉]

长效局麻。

[体位]

侧卧位或截石位。

[手术步骤]

1）如为结缔组织性外痔，钳夹提起外痔皮肤做一“V”形切口，用剪刀沿外痔基底部连同增生的结缔组织于钳下一并剪除。撤钳观察有无出血，创血开放。对小外痔可直接剪除。

2）如为静脉曲张性外痔，则用血管钳夹住外痔外侧皮肤做一“V”形切口，提起钳痔块沿两侧切口向上剥离曲张静脉丛，至肛管时则缩小切口，尽量保留肛管移行皮肤。剥离至齿线附近，钳夹后于钳下以丝线结扎，防止出血。修整皮缘，整个创口呈“V”形，以利引流。油纱条嵌入创腔，外敷纱布包扎固定。

[术后处理]

1）每次便后熏洗坐浴换药至愈合。

2）预防便秘。

[注意事项]

1）多发性外痔，在切口之间要保留足够皮桥，宽约0.5厘米，使切口不在同一平面上，以免形成环状瘢痕而致肛门狭窄。

2）用剪刀分离痔组织时，不要分离过深，以免损伤括约肌。

(3）外痔切除缝合术。

[适应证]

静脉曲张性外痔、结缔组织性外痔。

[禁忌证]

合并感染的血栓性外痔、炎性外痔。

[术前准备]

1）查血常规、出凝血时间等。

2）手术当日早晨清洁灌肠，排净大小便。

[麻醉]

长效局麻或腰俞麻醉。

[体位]

侧卧位或截石位。

[手术步骤]

1）对静脉曲张性外痔，指法扩肛，使肛门松弛，仔细检查外痔的大小、范围和数量，设计切口部位，沿静脉曲张的外缘做弧形切口至皮下，用尖剪刀沿切口向肛管方向潜行剥离曲张的痔静脉丛，并全部剔除，电凝、钳夹或结扎止血。修剪切口皮肤，用4号丝线间断缝合切口。用同样方法处理另一侧静脉曲张性外痔。局部用酒精消毒，无菌敷料加压包扎。

2）对结缔组织外痔，钳夹痔组织轻轻提起，用剪刀沿皮赘基底部平行将其剪除。

3）修剪两侧创缘使其呈梭形，用丝线全层间断缝合。酒精消毒，加压包扎。

[术后处理]

1）术后预防性应用抗生素，防止感染。

2）流食1日，少渣饮食1日，以后改普食。

3）控制大便2日，必要时服复方樟脑酊每次10毫升。每日3次，连服2日。以后要保持排便通畅，便后熏洗坐浴。

4）常规换药，保持创面干燥，5~7日拆线。

[注意事项]

1）术中操作要仔细，剥净痔静脉丛，防止术后复发。

2）止血要彻底，防止血肿形成。

3）缝合切口时，应将皮肤和皮下组织一起缝合，不留死腔。

4）尽量保护正常皮肤，勿切除过多。

5）皮赘宜于基底平行剪除，勿剪除过深。

3. 混合痔手术

（1）外剥内扎术。

[适应证]

单发或多发性混合痔。

[禁忌证]

1）凝血机制不健全者。

2）严重心、肝、肾疾患及肺结核活动期、糖尿病患者或孕妇。

3）伴有腹泻或瘢痕体质者。

[术前准备]

1）查血常规、出凝血时间，做心电图等。

2）手术当日早晨清洁灌肠，排净大小便。

[麻醉]

腰俞麻醉。

[体位]

侧卧位或截石位。

[手术步骤]

1）常规消毒，铺巾，指法或分叶肛镜扩肛后，将混合痔的内痔部分翻出肛外。

2）外痔边缘处做“V”形皮肤切口，在皮下静脉丛与括约肌之间剥离曲张的静脉团和增生的结缔组织至齿线下 0.3 厘米。如外痔部分为结缔组织，无须剥离则直接切开至齿线处，此为外切内扎术。

3）用弯止血钳夹住内痔基底部，在钳下 7 号丝线双重结扎或“8”字形贯穿结扎。

4）将外痔连同已被结扎的内痔残端切除。同法处理其他痔块。

5）如为多发混合痔，将两外痔切口间皮桥下方用止血钳顿性分离，使之相通，并摘除曲张的痔静脉丛，防止术后水肿。

6）处理 3 个以上痔块时，可在肛后部的外痔切口内挑出部分括约肌和外括约肌，并予以切断。有出血即结扎止血或嵌入止血纱布。

7）切口开发，外敷“塔”形纱布压迫，“丁”字带固定。

[术后处理]

1）术后预防性应用抗生素，防止感染。

2）半流质饮食2～3日。

3）每次便后熏洗坐浴，换药至愈合。

4）保持排便通畅，口服润肠通便药物，如麻仁丸等。

[注意事项]

1）在每个外剥内扎的切口中间要保留健康黏膜和皮肤0.5～1.0厘米，以防肛门狭窄。

2）结扎后痔核、残核不要在同一平面上。

3）勿结扎过多黏膜，勿切除健康皮肤。

4）外痔剪切剥离时，勿超过齿线以上过多，最好在齿线上0.2厘米处，否则残端容易出血，勿结扎过多肛管皮肤，否则术后会引起剧烈疼痛。

（2）混合痔切除术。

[适应证]

同“外剥内扎术”。

[禁忌证]

同“外剥内扎术”。

[术前准备]

同“外剥内扎术”。

[麻醉]

腰俞麻醉。

[体位]

侧卧位或截石位。

[手术步骤]

1）开放式切除术：①以肛镜撑开肛管，血管钳夹住痔块，向下牵出肛门，显露脱出痔块上部直肠黏膜，有肛周皮肤向上至肛管内切开一个2.5～3.0厘米的“V”形切口。②用剪刀将外痔和脱出的痔组织与其下方的外括约肌皮下部和内括约肌分离，向上至痔块根部。③用可吸收的铬制肠线贯穿结扎痔蒂，切除痔组织，留有0.5～1.0厘米残端。余痔以同法切除。最后将各结扎的痔蒂推入肛管上部。

2）封闭式切除术：①以肛镜撑开肛管，钳夹痔块不应向下或向外牵拉，以免改变肛管解剖位置。②行“V”形切口，切口长度与痔块宽度为3：1，即痔块越宽，切口越长，越有利于缝合伤口，减少损伤。③由切口下端剥离痔块，显露外括约肌，再向上剥离，推开内括约肌，至痔根部。④钳夹痔根部以铬制肠线贯穿结扎后切除。⑤摘除皮下多余的痔丛，有利于肛管内外皮肤复位，平滑。以结扎痔根部缝线，连续缝合全部伤口。⑥其余痔块同法切除和缝合。一般切除3~4处。

3）半闭式切除术：①以肛镜撑开肛管，显露痔块。牵起肛管皮肤，在肛周和肛管皮肤切开一倒置球拍形切口，切口圆形部分包括肛管和肛周皮肤，柄部在肛管皮肤黏膜约长1厘米。②牵起两侧皮肤黏膜片，并用剪刀将之与痔组织分离，向上分离到黏膜与皮肤连接处上方约4厘米处。③向上牵拉痔块与其下方的内括约肌分离至痔根部并以2-0肠线贯穿结扎后切除。④复位皮肤黏膜片可覆盖大部分伤口，以肠线连续缝合黏膜片并固定于内括约肌，皮肤伤口开放不缝合。其他痔块同法切除。此术在黏膜皮肤下切除痔块，缝合黏膜，不损伤上皮，伤口愈合较快。

[术后处理]

1）术后预防性应用抗生素3~5日，防止感染。

2）术后半流质饮食3日，后改普食。

3）控制排便3日，第3日起服润肠通便药，软化大便。

4）术后7日拆线，若有感染迹象时及时拆线，按开放创口处理。

[注意事项]

1）外痔剥离宜将静脉丛及血栓清理干净，以免术后保留组织水肿、疼痛。

2）黏膜缝合宜紧密不留空腔，以免肠内容物流入切口，造成感染。

（3）混合痔保留齿线术。

[适应证]

混合痔，特别是静脉曲张型混合痔。

[禁忌证]

肛门急性感染。

[术前准备]

同“外剥内扎术”。

[麻醉]

腰俞麻醉。

[体位]

侧卧位或截石位。

[手术步骤]

1）肛周常规消毒，铺巾。用大弯止血钳沿直肠纵轴，夹住内痔基底部。

2）将大弯止血钳稍向外拉，在痔上动脉区用2-0肠线贯穿缝合2针，其距离约0.5厘米。

3）用7号丝线将内痔部分于钳下行“8”字形贯穿结扎。注意勿损伤齿线，结扎线下缘宜在齿线上0.5厘米处。

4）以止血钳夹持外痔部分皮肤，用剪刀做成一长约1.5厘米、宽约0.5厘米的放射状切口，切口上端距齿线约0.5厘米。

5）牵开两侧皮缘，潜行剥离外痔组织，并切除之。修剪皮缘，使保留的皮肤平整。

6）用1号丝线在齿线下1厘米处以缝合针对准内括约肌下缘贯穿缝扎一针，重建括约肌间沟，最后间断缝合下方切口。同法处理其他痔核。

7）肛内填以凡士林纱条，外敷“塔”形纱布，“丁”字带固定。

[术后处理]

1）术后预防性应用抗生素3~5日，防止感染。

2）术后半流质饮食3日，后改普食。

3）每次便后熏洗坐浴，换药至愈合。

4）保持排便通畅，口服润肠通便药物，如麻仁丸等。

5）术后7日拆线。

[注意事项]

1）内痔的缝扎线和剥离外痔的切口均应距齿线0.5厘米为宜，注意勿伤及齿线，尽量保留肛管皮肤。

2）缝合外痔切口时宜不留死腔，进针和出针尽量靠近皮缘，结要扎紧。

4. 吻合器痔上黏膜环切术（PPH术）

[适应证]

1）Ⅱ~Ⅳ期环形内痔、多发性混合痔、嵌顿痔、以内痔为主的环形混合痔。

2）直肠黏膜脱垂、直肠黏膜内套叠、Ⅰ期直肠前突。

[禁忌证]

一般不用于孤立的脱垂性内痔。

[术前准备]

1）查血常规、出凝血时间，做心电图等。

2）手术当天禁食。

3）手术当日早晨清洁灌肠，或行大肠水疗。

4）PPH手术特制器械全套。

[麻醉]

蛛网膜下腔阻滞麻醉。

［体位］

侧卧位或截石位。

［手术步骤］

1）常规用络合碘消毒会阴部皮肤和肠腔（女性患者同时做阴道消毒），铺巾。判断内痔的位置、大小、脱出程度。以肛管扩张器内栓充分扩肛。

2）肛管内置入特制肛管扩张器，取出内栓并加以固定，使脱垂的内痔落入肛管扩张器后面。寻找齿线的位置，用纱布将外痔尽量向肛内推送，减少术后残留皮赘。

3）通过肛管扩张器将肛镜缝扎器置入，缝针高度在齿线上2～3厘米处用2－0肠线自3点位开始顺时针沿黏膜下层缝合1周，共5～6针；接着，在第一荷包线下方1厘米处，自9点位顺时针做第二个荷包缝合。应注意勿将女性患者的阴道后壁黏膜缝入。荷包缝线保持在同一水平面，可根据脱垂实际程度行单荷包或双荷包缝合。

4）将特制的PPH吻合器张开到最大程度，将其头端插入到两个荷包缝线的上方，逐一收紧缝线并打结，用带线器经吻合侧孔将缝线拉出肛外。

5）从缝线末端引出后用钳夹住，向手柄方向用力牵拉结扎线，使被缝合结扎的黏膜及黏膜下组织置入吻合器头部的套管内，同时顺时针方向旋转收紧吻合器，打开保险装置（女性患者一定要做阴道指诊，防止阴道直肠瘘）后击发，关闭吻合器状态30秒左右，可加强止血作用。

6）将吻合器反方向旋转180°，轻轻拔出，认真检查吻合口部位是否有出血。对于活动性出血，局部用2－0肠线或4号丝线缝合止血。

7）外痔的处理：对于合并血栓者，可先摘除血栓，再行吻合。对于较大皮赘者，吻合后再单纯切除皮赘即可。肛内放置引流管，以利引流。

［术后处理］

1）术后适当应用抗菌、止血药物及静脉输液，预防感染、出血。

2）术后当日禁食或给予流食，次日半流质饮食，保持2日，后逐渐恢复普食。

3）老年人或前列腺肥大者可留置导尿48小时。

4）术后第2日口服润肠通便药物。

5）注意观察术后出血。手术创面若有出血，应及时处理。

6）术后24小时拔出引流管。

［注意事项］

1）尽量不用指法扩肛，最好选用特制的环形肛管扩张器内栓进行扩肛，避免损伤肛门括约肌，同时有利于肛管扩张器的置入，可减少反应性水肿和疼痛。

2）荷包缝合的高度应在齿线上3.0～4.0厘米，以确保吻合口在齿状线上1.5～2.0厘米。若缝合过高，则对肛垫向上的牵拉和悬吊作用减弱，痔块回缩不全，影响手术效果；反之，缝合过低，易引起术后疼痛和出血，严重者会出现感觉性粪失禁。

3）荷包缝合的深度在黏膜下层，有时可达浅肌层。太浅易引起黏膜撕脱，吻合口不完整，影响手术效果；过深则易损伤括约肌，引起吻合口狭窄或大便失禁。

4）荷包缝合时缝线一定要选择光滑的可吸收肠线或丝线，否则容易导致黏膜下血肿，引起术后感染。

5）荷包缝线保持在同一水平面，可根据脱垂实际程度行单荷包或双荷包缝合。

6）女性患者，在缝合直肠前壁、关闭吻合器及吻合器击发前应做阴道指诊，检查阴道后壁是否被牵拉至吻合器内，防止阴道后壁损伤，引起直肠阴道瘘。

7）拔出吻合器后，检查吻合口是否完整、有无出血点。若有活动性出血点，一定要缝扎止血。对于渗血，可局部压迫止血。

8）术后吻合处放置塑料引流管一枚，可有效降低肛管直肠内压，防止吻合口瘘，减轻腹胀，同时便于术后出血的观察。

【预防与调护】

（1）加强体育锻炼，避免久坐久站，坚持做提肛运动，早晚各30次。

（2）妇女要节制生育，妊娠期要注意生理卫生，分娩时注意会阴部的保护。

（3）注意饮食，多食蔬菜水果，多饮水，不要偏食。

（4）保持排便通畅，养成每天定时排便的习惯，避免蹲厕过久。

（5）积极治疗便秘。

（6）凡是能引起腹压增加的疾病，如痢疾、腹泻等，均应及时治疗。

第二节　肛　漏

【病名释义】

肛漏是指直肠或肛管与肛门周围皮肤相通所形成的漏管。本病相当于西医学的肛瘘。一般由原发性内口、漏管和继发性外口三部分组成，也有仅具内口或外口者。内口为原发性，绝大多数在肛管齿线处的肛窦内；外口是继发的，在肛门周围皮肤上，常不止一个。肛漏多是肛痈的后遗症，临床以局部反复流脓、疼痛、瘙痒为主要症状，并可触及或探及漏道通到肛内。肛漏是常见的肛门直肠病，在我国发病率占肛门直肠疾病的1.67%～3.6%，发病年龄以20～40岁青壮年为主。婴幼儿发病者亦不少见，主要见于男孩，女孩极为少见，男孩与女孩的发病比例为5∶1。

【病因病机】

肛痈溃后，余毒未尽，蕴结内阻，血行不畅，疮口久不愈合，日久成漏；亦有虚劳久嗽，肺脾两虚，邪乘下位，郁久肉腐成脓，溃后成漏。漏管久不收口，邪气留恋，耗气伤血。

【分型】

目前国内多按病原及病变程度即1975年全国肛肠协作组河北衡水会议肛瘘诊断标准进行分类。

1. 按病原分

分为化脓性肛漏和结核性肛漏。

2. 按病变程度分

（1）单纯性肛漏。

1）低位单纯性肛漏：仅有一个漏管，并通过外括约肌深层以下，内口在肛窦附近。

2）高位单纯性肛瘘：仅有一条管道，漏管穿过外括约肌深层以上，内口位于肛窦部位。

（2）复杂性肛漏。

1）低位复杂性肛漏：漏管在外括约肌深层以下，有两个以上外口，或两条以上管道，内口在肛窦部位。

2）高位复杂性肛瘘：有两个以上外口及管道有分支窦道，其主管道通过外括约肌深层以上，有一个或两个以上内口者。

（3）马蹄形肛漏。

漏管呈环形，外口在肛门部两侧，内口多在截石位6点或12点处。又有前位、后位、前后位马蹄形肛漏之分。

1）前位马蹄形肛漏：漏管呈环形，外口在肛门部前方两侧扩散到会阴部，外口若在肛缘2.5厘米以内，内口就在对侧，若在2.5厘米以上者，内口可能在后侧。

2）后位马蹄形肛漏：漏管呈环形，管道向肛门后两侧扩散，距肛缘较远较深，有多个外口，多数漏管道腔相互贯通，内口大多在肛门后侧。

3）前后位马蹄形肛漏：漏管呈环行围绕肛管，外口肛周一圈都有，少则几个，多则几十个，大面积被侵犯，管道行径复杂。

【诊断】

（一）临床表现

本病可发生于各种年龄和不同性别，但以成年人为多见。通常有肛周脓肿反复发作史，并有自行溃破或曾做切开引流的病史。

1．流脓

局部间歇性或持续性流脓，久不收口。一般初形成的漏流脓较多，有粪臭味，色黄而稠；久之则脓水稀少，或时有时无，呈间歇性流脓；若过于疲劳，则脓水增多，有时可有粪便流出；若脓液已少而又突然增多，兼有肛门部疼痛者，常表示有急性感染或有新的支管形成。

2．疼痛

当漏管通畅时，一般不觉疼痛，而仅有局部坠胀感。若外口自行闭合，脓液积聚，可出现局部疼痛，或有寒热；若溃破后脓水流出，症状可迅速减轻或消失。但也可因内口较大，粪便流入管道而引起疼痛，尤其是排便时疼痛加剧。

3．瘙痒

由于脓液不断刺激肛门周围皮肤而引起瘙痒，有时可伴发肛周湿疮。

（二）查体

1．视诊

首先观察脓液情况对判定肛漏性质有很大帮助。如脓液厚黏稠而多，表明有急性炎症；血样分泌物，表示脓肿破溃不久；脓水清稀呈米泔样分泌物，可能有结核菌感染；脓液色黄而臭，多属大肠杆菌感染；混有绿色脓汁，表示有铜绿假单胞菌混合感染；分泌物黏白如胶冻样，可能有恶性改变。其次观察外口形状、数量和部位。一个外口并距肛门边缘又近，表明漏管简单；外口数多且距肛漏较远，说明漏管复杂。

将肛门两侧的坐骨结节画一条横线，当漏管外口在横线之前距离肛缘 4 厘米以内，内口在齿线处与外口位置相对，其管道多为直行；如外口在距离肛缘 4 厘米以外，或外口在横线之后，内口多在后正中齿线处，其漏管多为弯曲或马蹄形。

2．指诊

首先触摸肛门漏管走向深浅，从外口开始向肛缘检查，轻摸可触到明显索条状漏管，说明漏管较浅，重压才能感到索条状物或不甚明显，表示漏管较深。如漏管走向弯曲，内外口不在相对部位，是弯曲漏；索条较直，内外口在相对部位，为直漏。辨别漏管走向和深浅后，将指循其走向伸入肛门触摸内口，如在齿线触到硬节或凹陷，应疑是内口。初步确定内口后，再从内口向直肠黏膜触摸，如直肠壁附近有分支漏管应检查其长短和部位。肛部指诊还应检查括约肌的松紧程度及其功能。

（三）辅助检查

1. 探针检查

先将探针从外口顺漏管走向探入，另食指伸入肛内接触探针尖端，确定内口部位。如漏管弯曲，可将探针弯曲成与漏管相似弯度，有时能顺利探入内口。如管道弯曲度过大或分支不易探通，可注入亚甲蓝溶液或甲紫溶液检查或在手术中边切开瘘管边检查内口。

2. 亚甲蓝检查

通过从外口注入亚甲蓝稀释液，一方面可观察到直肠腔内有无亚甲蓝染色，确定是否有内口以及内口的位置；另一方面根据注入的液体量可观察管道的长度及管腔的大小。

3. 病理检查

病理检查是确定肛漏性质的重要措施。应对可疑病例术前及术后取活组织进行病理检查，以早期确定肛漏有无癌变，是否为结核等。

4. 直肠腔超声

直肠腔超声可以发现条索状管道及内口的位置，为手术提供依据。

【鉴别诊断】

1. 骶尾部骨结核

骶尾部骨结核具有发病缓慢、无急性炎症，破溃后流清稀脓液，久不收口，创口凹陷，食欲不振，低热，出汗，咳嗽等结核病特有症状。X 线摄片可见骶尾部骨质损害和结核病灶。

2. 晚期肛管直肠癌

溃烂后可形成肛漏，特点是肿块坚硬，分泌物为脓血，恶臭，持续疼痛，菜花样溃疡。病理学检查可见癌细胞，不难与肛漏鉴别。

【治疗】

一般以手术治疗为主。内治法多用于手术前后以增强体质，减轻证状，控制炎症发展。

（一）辨证论治

1. 湿热下注证

证候：肛周经常流脓液，脓质稠厚，肛门胀痛，局部灼热；肛周有溃口，按之有索状物通向肛内；舌红，苔黄，脉弦或滑。

治法：清热利湿。

方药：二妙丸（《丹溪心法》）合萆薢渗湿汤（《疡科心得集》）加减。

2. 正虚邪恋证

证候：肛周流脓液，质地稀薄，肛门隐隐作痛，外口皮色暗淡，漏口时溃时愈；肛周有溃口，按之质较硬，或有脓液从溃口流出，且多有索状物通向肛内；伴神疲乏力；舌淡，苔薄，脉濡。

治法：托里透毒。

方药：托里消毒散（《校注妇人良方》）加减。

3. 阴液亏损证

证候：肛周溃口，外口凹陷，漏管潜行，局部常无硬索状物可扪及，脓出稀薄；可伴有潮热盗汗，心烦口干；舌红，少苔，脉细数。

治法：养阴清热。

方药：青蒿鳖甲汤（《温病条辨》）加减。肺虚者加沙参、麦冬；脾虚者加白术、山药。

（二）其他疗法

手术是治愈肛漏的最佳方法。其原则是在保证肛门括约肌功能的前提下，将漏管全部切开，必要时可将漏管周围的瘢痕组织做适当的修剪，使之引流通畅，创口逐渐愈合。手术成败的关键在于正确地找到内口，并准确地处理内口，否则创口就不能愈合，即使暂时愈合，日久又会复发。目前常用的手术疗法有挂线术，切开术，切开挂线、四岔归一引流术等。

1. 挂线术

[适应证]

适用于距肛门 3～5 厘米，有内、外口的低位肛漏，以及某些肛管直肠未纤维化的高位肛漏，或作为复杂性肛漏切开或切除的辅助方法。

[禁忌证]

（1）肛门周围有皮肤病的患者。

（2）有严重肺结核、梅毒和身体极度虚弱者。

（3）癌症并发的肛漏。

（4）肛漏急性炎症期暂缓挂线。

[作用机制]

依靠挂线逐渐收缩的机械作用，使挂线内的组织因缺血而逐渐坏死，漏管慢慢被割开，使引流通畅，从而防止急性感染的发生。优点：被挂线以内的组织，断端基本固定，不致分离太大，愈合后瘢痕小，不会引起肛门失禁。

[术前准备]

(1) 器械：软质圆头探针1支，肛镜1个，注射器2副，手术刀1把，弯止血钳2把，7号丝线数根。

(2) 药物：新洗灵（0.5%苯扎溴铵溶液1 000毫升，加洗必泰2.5克）浸透的消毒棉球，1%亚甲蓝1支，2%利多卡因液2支，生理盐水2支，0.1%肾上腺素液1支。

[麻醉]

腰俞麻醉或局部麻醉。

[体位]

截石位或侧卧位。

[手术步骤]

(1) 以软质圆头探针从肛漏的外口轻轻地经漏管通入内口。切忌操作粗暴造成假道。一般均可在齿线附近寻找内口，可用右手食指伸入肛门内引导。

(2) 将探针引出内口2~3厘米后折弯，拉出肛门外。在探针孔端缚一橡皮筋。

(3) 将探针自肛门内完全拉出，使橡皮筋经漏管外口进入漏管，又从内口引出丝线和橡皮筋。

(4) 将漏管内、外口之间表面皮肤及皮下组织切开，应切除漏管表面的部分皮肤。拉紧橡皮筋。

(5) 紧贴肛门周围皮肤，用止血钳夹住橡皮筋拉紧，于血管下方用粗丝线将拉紧的橡皮筋结扎两次，嵌于皮肤切口内，除去止血钳，并剪断多余的橡皮筋。注意：橡皮筋末端要留1~2厘米以防滑脱（若漏管切口深长，应保留橡皮筋，以露出引流切口1.5厘米长为宜）。外用油膏纱条压迫创口，敷料包扎。

[术后处理]

(1) 术后每日用1∶5 000高锰酸钾热水坐浴，并更换敷料。一般在术后10日左右，肛漏被皮筋勒开，创面用祛腐生肌散或玉红膏纱条换药，2~3周后创口即能愈合。

(2) 保持排便通畅，必要时可服缓泻剂。

[注意事项]

(1) 正确寻找肛漏内口是手术成败的关键。

(2) 术后创口的处理与疗效密切相关。创口必须从基底部开始生长，使肛管内伤口先行愈合，防止表面过早粘连封口。换药可先用稀释过氧化氢溶液（3%过氧化氢10毫升）加生理盐水50毫升冲洗挂线深面的漏道，继以纱条塞入创口最深处，但勿过紧。一般橡皮筋在7日左右可以脱落，若在10日还未脱落，说明橡皮筋较松，需要再紧一次。

(3) 挂线力度不必太紧，对于高位肛漏以10日左右脱落为宜。此期间的橡皮筋不仅起慢性勒割作用，而且有引流作用，能防止创口粘连假愈合；并有异物刺激作用，能使肛管直肠环断端纤维化，可减轻术后功能障碍。

[优缺点]

(1) 优点：①手术简单，操作快，出血少；②在橡皮筋未脱落时，一般伤口不会发生“架桥”；③换药方便。

(2) 缺点：①痛苦大，尤其是使用橡皮筋者，疼痛往往持续24小时或更久；使用药线的虽然痛苦但较橡皮筋的轻，但每日或隔日需紧线一次，也很痛苦。②其他如排尿困难、明显凹陷畸形等，均有待进一步改进。

2. 切开术

[适应证]

适用于低位肛漏或作为高位肛漏管位于肛管直肠环以下部分的辅助方法。

[禁忌证]

(1) 高位肛漏。

(2) 同“挂线术（2）、（3）”。

[作用机制]

以手术刀或手术剪将肛漏管道切（剪）开，是一种简便手术方法。漏管切（剪）后呈开放式，通过肉芽填充逐渐愈合。

[术前准备]

(1) 器械：圆头探针、有槽探针各1支，肛镜1个，注射器2副，手术刀、手术剪、持针钳、刮匙各1把，肛门拉钩1对，止血钳2把，丝线数根及缝合针。

(2) 药物：同“挂线术”。

[麻醉]

同“挂线术”。

[体位]

同“挂线术”。

[手术步骤]

(1) 轻度扩肛后，将有槽探针从外口逐渐进入管腔，由内口穿出。若管道较细，可先用圆头探针探查穿出内口，继以有槽探针循圆头探针插入，再抽去圆头探针。

(2) 切开有槽探针表面上的皮肤、皮下组织及漏管壁。

(3) 以刮匙搔扒管壁肉芽及坏死组织。

(4) 修剪创缘皮肤，使宽度略大于创口深度。充分止血后，以凡士林纱布条或化腐生肌散药棉填塞创口，敷料加压包扎。

[术后处理]

(1) 术后当日应控制排便，以防敷料松脱引起创口出血。以后可每日排便一次，便后坐浴（同挂线术），并更换敷料。

(2) 保持排便通畅，必要时可服缓泻剂。为加速创口愈合，术后1周内可应用中药化腐生肌散。当肉芽生长正常时，再改用生肌玉红膏纱条换药。

[注意事项]

(1) 肛漏切开术最适合用于有内、外口的低位肛漏。

(2) 如果漏管较弯曲，内口不易探通，可用有槽探针探，边切边找内口。渗血时用温盐水纱布条压迫。如有小血管出现，可用丝线结扎，保留线头要长，数日后将自行脱落或在换药时取出。

[优缺点]

(1) 优点：①仅在手术当天疼痛，比挂线术痛苦少；②疗效可靠，疗程较短。

(2) 缺点：对高位肛漏不及挂线术安全。

第三节　肛　裂

【病名释义】

肛裂是指肛管皮肤全层裂开后所形成的感染性溃疡。肛裂的部位一般在肛门前后正中位，尤以后位多见，位于前正中线的肛裂多见于女性。它是一种常见病，发病率在肛门直肠疾病中占20%，仅次于痔疮，青壮年多见，男多于女。临床特点为肛门部周期性疼痛，难以忍受，出血、便秘、瘙痒。中医学称为“钩肠痔”“裂肛痔”。

【病因病机】

中医认为肛裂的形成主要有三种原因：

1. 感受风火燥热邪气

燥火结于胃肠，灼伤津液，粪便坚硬干结，难以排出，强努而损伤肛门，造成裂口，裂口因便秘而反复加深，久不愈合，导致肛裂。

2. 湿热蕴结于肛门

外感湿热邪气，内积醇酒肥甘，以致湿热蕴结胃肠，下注肛门，局部气血瘀滞，血行不畅而致裂损久不愈合而成肛裂。

3. 血虚肠燥

老人、妇女产后及贫血患者，血虚肠燥而为便秘，最易发生肛裂。

【分型】

目前尚无统一的分类标准，临床上以二期分类法和三期分类法较为常用。

1. 二期分类法

（1）急性（早期）肛裂：肛管皮肤损伤后，新鲜伤口无硬结，裂口边缘整齐，底浅，呈红色并有弹性，无肛乳头肥大和皮赘，无瘢痕形成。

（2）慢性（陈旧性）肛裂：创口反复感染，肉芽不新鲜，创缘有硬结，创面可见环状内括约肌纤维，肉芽灰白色。伴有肛乳头肥大、裂痔及皮下瘘的形成。

2. 三期分类法

（1）Ⅰ期肛裂：单纯性肛裂。肛裂初生，创面有联合纵肌肌纤维露出。

（2）Ⅱ期肛裂：溃疡形成期。创缘隆起，有硬结，创面肉芽组织不新鲜，有明显溃疡。

（3）Ⅲ期肛裂：有肛裂的3～5个特征。合并肛乳头肥大、裂痔或皮下瘘。

【临床病理分期】

临床上常分为三期。

Ⅰ期肛裂：肛管皮肤浅表纵裂，溃疡边缘整齐，基底新鲜，色红，触痛明显，创面富有弹性。

Ⅱ期肛裂：有肛裂反复发作史，创缘不规则，增厚，弹性差，溃疡基底部呈紫红色或有脓性物。

Ⅲ期肛裂：溃疡边缘皮硬，基底色紫红，有脓性物，上端邻近肛窦处肛乳头肥大，创缘下端有哨兵痔（裂痔），或有皮下瘘管形成。

【诊断】

（一）症状

1. 疼痛

排便时疼痛，便后数分钟可缓解，之后又产生剧烈疼痛，可持续数小时至十多个小时，临床上称为周期性疼痛。

2. 便血

大便时滴血，或粪便上有血丝，手纸带血。色鲜红，量不多。感染后可有脓血及黏液。

3．便秘

便时疼痛，恐惧排便，粪便在直肠内停留过久，水分被吸收，形成直肠性便秘。

此外，溃疡创口皮下瘘的渗出物，刺激肛缘皮肤，常会引起肛门瘙痒和潮湿不适。

（二）体征

肛管皮肤全层裂开，形成梭形溃疡，有些可见肛乳头肥大、裂痔、皮下瘘、肛隐窝加大加深。

（三）辅助检查

仅通过视诊或用手轻轻牵开肛周皮肤，就可看见开放的伤口。对于便血较多的肛裂患者，宜局部麻醉下直肠指检及肛门镜检查。

【鉴别诊断】

1．结核性溃疡

溃疡面可见干酪样坏死物，底不平，色灰，疼痛不明显。

2．肛门皲裂

肛门皲裂是肛门湿疹、皮炎、瘙痒症的继发病。裂口多发，位置不定，裂口表浅至皮下，出血少，无周期性疼痛。

【治疗】

以止痛和促进溃疡愈合为目的，针对不同病变合理施治。急性早期肛裂可采取保守治疗，如保持排便通畅、局部用药、指扩及注射等。慢性（陈旧性）肛裂肛门口狭窄者应手术治疗。

（一）辨证论治

1．燥火便结证

证候：大便秘结坚硬，便时肛门剧痛，便后稍有减轻，继则持续疼痛数小时，甚至整日不减，鲜血随便点滴而下，常因便结致心烦意乱，口苦咽干，不敢进食；舌苔黄燥，脉弦数。

治法：清热火，润肠通便。

方药：麻仁丸（《伤寒论》）加减。

2．湿热蕴结证

证候：便时腹痛不适，排便不爽，肛门坠胀，时有黏液鲜血，或带少许脓液；苔黄厚腻，脉滑数。

治法：清热利湿，润肠通便。

方药：内疏黄连汤（《外科心法》）加减。

3. 阴虚津亏证

证候：便时肛门疼痛，滴血，大便燥结，数日一行；皮肤干涩，口干咽燥，五心烦热，午后潮热；舌红，少苔，脉细数。

治法：养阴清热，润燥通便。

方药：润肠汤（《证治准绳》）加减。

（二）外治法

1. 熏洗法

可用清热解毒燥湿为主的汤剂熏洗，如止痛如神汤坐浴 10～15 分钟，每日便后坐浴 1 次。

2. 外用油膏、栓剂

可选用九华膏等外敷伤口，有抗炎止痛、生肌敛疮的作用。合并肛乳头炎者坐浴后可将肛泰栓纳入肛内。

（三）其他疗法

陈旧性肛裂和非手术疗法治疗无效的早期肛裂，可考虑手术治疗，并根据不同情况选择不同的手术方法。

1. 扩肛法

[适应证]

Ⅰ～Ⅱ期肛裂，无裂痔、肥大肛乳头及皮下瘘等并发症者。

[操作]

取截石位或侧卧位，局部常规消毒，在局麻或骶麻下，术者以戴手套的两手食指交叉，涂液状石蜡油，掌面向外扩张肛管，再伸入两中指，呈 4 指扩肛，持续 3～5 分钟。在扩肛中要着力均匀，不可粗暴。扩肛后局部敷九华膏以抗炎止痛。外盖纱布，胶布固定。

2. 肛裂封闭术

[适应证]

急性肛裂经药物治疗未愈，无明显合并症者。

（1）亚甲蓝局部注射。

[药物]

2% 利多卡因 5 毫升，1% 亚甲蓝 2 毫升，生理盐水 5 毫升。

[操作]

将以上药物现配现用，在肛内食指引导下，在裂口下端 1.5 厘米处进针，进入肛管后间隙，达内括约肌与外括约肌之间，边进针边推药，注入药液 5～6 毫升，再从肛裂两侧进针，在裂口基底部做扇形封闭，药量 2～3 毫升。

（2）肉毒杆菌毒素高浓度低剂量注射疗法。

［药物］

0.9%生理盐水2毫升，肉毒杆菌毒素100 U。

［操作］

将2毫升生理盐水注入含有100 U肉毒杆菌的小瓶中，用1毫升注射器抽取0.4毫升，取27号标准针头，在肛裂的任何一侧一定距离注射0.2毫升到内括约肌。注射时用左手食指深入肛管作引导，避免穿透肛管壁或穿入直肠内。注射完后在肛管内注入少量九华膏，敷料包扎，并服麻仁丸防止大便干燥。

3. 肛裂切除扩创术和部分内括约肌切断术

［适应证］

陈旧性肛裂伴肛门狭窄者。

［禁忌证］

（1）严重的心、肝、肾疾患及肺结核活动期、糖尿病、高血压患者。

（2）血液系统疾病引起凝血功能不全者。

（3）伴有腹泻或瘢痕体质者。

［术前准备］

（1）手术前晚及手术日早晨清洁灌肠，排净灌肠液后擦净肛周皮肤，备皮。

（2）巴比妥0.1克于术前30分钟肌内注射。

（3）术前建立静脉通道。

［麻醉］

局麻或骶麻。

［体位］

截石位或侧卧位。

［手术步骤］

（1）以络合碘常规消毒肛周3遍，铺无菌孔巾。在侧卧位下行肛周局部浸润麻醉，或骶麻醉，待肛门松弛后消毒肛内。

（2）自肛裂两侧以“△”形切开皮肤及皮下组织，低端起于肛缘外1.5~2厘米，顶端止于齿线上0.3~0.5厘米，底宽3~4厘米。

（3）以组织钳提起底边切口的皮肤与皮下组织，上锐性分离皮下坚硬的纤维化组织，裂痔及肥大的肛乳头一并切除。

（4）用软探针检查肛裂顶端的肛隐窝，如有潜行瘘管则一并切除，如有肛乳头肥大宜用丝线于根部结扎，或用电刀烧灼掉。

（5）将已暴露的外括约肌皮下部分及内括约肌下缘切断1.0~1.5厘米，

在显微镜下发现。

2. 下尿路结石

下尿路结石包括膀胱结石、尿道结石、输尿管下尿路结石。其症状各不相同。

（1）膀胱结石。

膀胱结石常表现为排尿中断和排尿疼痛。疼痛为下腹部和会阴部钝痛，亦可为明显或剧烈疼痛，排尿终末时疼痛加剧，同时可伴终末血尿。患者常欲卧位以求缓解疼痛。结石若嵌于膀胱颈口，则出现明显排尿困难，亦可排尿中断或发生急性尿潴留，患者必须改变体位或摇晃身体，才能继续排尿，此时突然发生剧痛，可放射至阴茎、阴茎头和会阴部。小儿膀胱结石患者，当结石嵌顿时，常疼痛难忍，大汗淋漓，大声哭叫，用手牵拉或搓揉阴茎或用手抓会阴部，并变换各种体位以减轻痛苦。

（2）尿道结石。

尿道结石表现为排尿困难，呈滴沥状，有时出现尿流中断及尿潴留。排尿时有明显的疼痛感，而且放射至阴茎头部。后尿道结石有会阴和阴囊部疼痛。阴茎部结石在疼痛部位可摸到肿块，用力排尿有时可将结石排出。并发感染者尿道有脓性分泌物。女性尿道憩室结石，常有尿频、尿急、尿痛、脓尿和血尿。

（3）输尿管下尿路结石。

输尿管下尿路结石的症状明显，下腹部隐痛；有强烈便意，却无便排出。这是因为结石体堵塞输尿管与膀胱交接处后，引起的神经并发假象。这种感觉在膀胱充盈，输尿管扩张，缓解结石阻塞后可消失。但随着尿液排出，输尿管收缩，栓塞再次形成后这种感觉会再次出现。当栓塞形成后，导致肾盂积液形成，可引发明显肾绞痛。

（二）体征

（1）压痛、叩击痛：70% 患侧肾区会出现压痛、叩击痛，尤其是肾绞痛时，腹肌紧张。输尿管结石患者有腹部压痛感。

（2）肾积水者，可触及包块；膀胱结石者，肛诊可触及结石、包块。

（3）可排出砂石。

（三）辅助检查

（1）尿液检查有镜下血尿，并发感染时伴白细胞增高和出现脓细胞，有晶体。测定 24 小时尿钙、尿酸、肌酐、草酸含量，以了解代谢状态，以及有无内分泌紊乱；尚应做尿液细菌培养。

（2）血液检查可有贫血；有感染时血白细胞增高；双侧积水致肾功能受损，出现尿毒症，血肌酐增高。应测定血钙磷碱性磷酸酶及药敏试验等。

（3）B超检查直观、方便、无创伤，可以发现2毫米以上的结石。X线腹平片，可以看到大部分的泌尿系结石。对阴性结石，X线可以穿透结石，因而看不到。X线造影，对于可疑的输尿管结石，可以判断是结石还是狭窄。CT的诊断结果准确率最高，但是费用偏高。MRI费用高，检出率并不十分理想，对于一些可疑的泌尿系肿瘤有重要的价值。

【鉴别诊断】

胆囊炎：胆囊炎表现为右上腹疼痛且牵引背部作痛，疼痛不向下腹及会阴部放射，墨菲氏征阳性。经腹部X线平片、B超及血、尿常规检查，两者不难鉴别。

【治疗】

结石横径小于1厘米且表面光滑、无肾功能损害者，可采用中药排石；对于较大结石可先行体外震波碎石，再配合中药治疗。初起宜宣通清利，日久则配合补肾活血、行气导滞之剂。

（一）辨证论治

1．湿热蕴结证

证候：腰痛或小腹痛，或尿流突然中断，尿频、尿急、尿痛，小便短赤，或为血尿；口干欲饮；舌红，苔黄腻，脉弦数。

治法：清热利湿，通淋排石。

方药：三金排石汤（经验方）加减。

2．气血瘀滞证

证候：发病急骤，腰腹胀痛或绞痛，疼痛向外阴部放射，尿频、尿急、尿黄或赤；舌暗红或有瘀斑，脉弦或弦数。

治法：理气活血，通淋排石。

方药：金铃子散（《素问病机气宜保命集》）合石韦散（《太平惠民和剂局方》）加减。

3．肾气不足证

证候：结石日久，留滞不去，腰部胀痛，时发时止，遇劳加重，疲乏无力，尿少或频数不爽，或面部轻度浮肿；舌淡苔薄，脉细无力。

治法：补肾益气，通淋排石。

方药：济生肾气丸（《济生方》）加减。可酌加黄芪、金钱草、海金沙、鸡内金、丹参、穿山甲等。

（二）其他疗法

1．针刺疗法

针刺或电针肾俞、膀胱俞、三阴交、足三里、水道、天枢等可增强肾盂、输尿管的蠕动，有益于结石的排泄。

2. 手术疗法

结石引起尿流梗阻已影响肾功能，或经非手术疗法无效，无体外冲击波碎石条件者，应考虑手术治疗。原则上对双侧肾结石先取手术简便安全的一侧；一侧肾结石，另一侧输尿管结石，先取输尿管结石；双侧输尿管结石先取肾积水严重的一侧。对有严重梗阻、全身虚弱不宜行较复杂的取石手术者，可先行肾造瘘。

【预防与调护】

（1）每日饮水量宜 2 000 ~ 3 000 毫升，防止尿液浓缩，适度运动，预防结石产生或促进小结石的排除。

（2）调节饮食：根据结石成分、代谢状态等调节食物构成。高钙摄入者应减少含钙食物的摄入量，少食用牛奶、奶制品、豆制品等食品。草酸盐结石的患者应限制浓茶、菠菜、番茄、花生等的摄入。高尿酸的患者应避免高嘌呤食物，如动物内脏、海鲜。经常检查尿的酸碱度，预防尿酸和膀胱结石时，尿 pH 值保持在 6.5。

（3）及时治疗尿路感染，解除尿路梗阻。

第二节　男性不育症

【病名释义】

夫妇婚后同居一年以上，性生活正常，未采取任何避孕措施，由于男性方面的原因造成女方不孕者，称为男性不育症。其发生率约为 10%。其中，单纯女方因素约为 50%，单纯男方因素约为 30%，男女共有约为 20%。临床上把男性不育分为性功能障碍和性功能正常两类，后者依据精液分析结果可进一步分为无精子症、少精子症、弱精子症、精子无力症和精子数正常性不育。

【病因病机】

中医学认为不育症与肾、心、肝、脾等脏器有关，而其中与肾脏关系最为密切。大多由精少、精弱、死精、无精、精稠、阳痿及不射精等所引起。

1. 肾气虚弱

若禀赋不足，肾气虚弱，命门火衰，可致阳痿不举，甚至阳气内虚，无力射出精液；病久伤阴，精血耗散，则精少精弱；元阴不足，阴虚火旺，相火偏亢，精热黏稠不化，均可导致不育。

2．肝郁气滞

情志不舒，郁怒伤肝，肝气郁结，疏泄无权，可致宗筋痿而不举；或气郁化火，肝火亢盛，灼伤肾水，肝木失养，宗筋拘急，精窍之道被阻，亦可影响生育。

3．湿热下注

素嗜肥甘滋腻、辛辣炙煿之品，损伤脾胃，脾失健运，痰湿内生，郁久化热，阻遏命门之火，可致阳痿、死精等而造成不育。

4．气血两虚

思虑过度、劳倦伤心而致心气不足，心血亏耗；大病久病之后，元气大伤，气血两虚，血虚不能化生精液而精少精弱，甚或无精，亦可引起不育。

【诊断】

对不育症的诊断应从以下几个方面进行：

1．询问病史

详细地询问病史，全面了解家族史、生育史、性生活史和其他对生育可能造成影响的因素。如是否存在性功能障碍造成的不育；是否存在生殖器官感染、外伤、手术史、内分泌疾病、影响睾丸生精功能、性功能和附属性腺功能的疾病和因素；是否存在对生育有影响的药物应用以及不良生活习惯，如酗酒、吸烟、穿紧身裤、环境与职业等。

2．全面的体格检查

（1）全身检查。

对身高、体重、血压、脉搏、体态、外形、有无男性第二性征、男性内分泌功能紊乱体征等进行必要的检测和观察，同时注意心血管、呼吸系统、消化系统和神经系统有无异常的体征。

（2）生殖系统检查。

生殖系统检查是男性不育检查的重点，包括对阴茎、阴囊、睾丸、精索、附睾的检查等。导致男性不育的生殖系统异常主要有尿道下裂、尿道上裂、隐匿阴茎、小阴茎以及可以造成男性不育的尿道、精囊、附睾等方面的炎症。

（3）前列腺和精囊触诊。

肛门指诊触摸前列腺和精囊大小、硬度、有无结节及压痛，并做前列腺液检测。

3．辅助检查

检查内容主要包括精液常规分析、精液生化测定、精子穿透宫颈黏液试验、精子凝集试验、精液微生物学检查、睾丸活组织检查、输精管道的 X 线检查、生殖内分泌测定、前列腺液检查、遗传学检查、免疫学检查等。精液常规分析，WHO 规定标准为：2 毫升≤精液量≤7 毫升，液化时间 < 60 分钟，黏液丝长度 < 2 厘米，pH 值为 7.2～7.8，精子密度≥20×10^6/毫升，精子总计数≥40×10^6，成活率≥70%，A 级精子（快速直线前进）≥25%，或 A 级精子 + B 级精子（缓慢直线前进）> 50%，正常形态精子≥30%，白细胞 < 1×10^6/毫升。目前国内少数医院已开始采用 WHO 第五版规定的精液分析标准，可供参考。

【鉴别诊断】

应判断不育的原因究竟在男方还是在女方，或男女双方都存在不育的因素，进一步检查并找出病因。

【治疗】

古方多宗从肾论治，《石室秘录》提出治不育六法，即“精寒者温其火，气衰者补其气，痰多者消其痰，火盛者补其水，精少者添其精，气郁者舒其气，则男子无子者可以有子，不可徒补其肾也”。

（一）辨证论治

1. 肾阳虚衰证

证候：性欲减退，阳痿早泄，精子数少、成活率低、活动力弱，或射精无力；伴腰酸腿软，疲乏无力，小便清长；舌淡，苔薄白，脉沉细。

治法：温补肾阳，益肾填精。

方药：羊睾丸汤（经验方）加减。

2. 肾阴不足证

证候：遗精滑泄，精液量少，精子数少、活动力弱，或精液黏稠不化，畸形精子较多；头晕耳鸣，手足心热；舌红少苔，脉沉细。

治法：滋补肾阴，清泻相火。

方药：知柏地黄汤（《医宗金鉴》）加减。

3. 肝郁气滞证

证候：性欲低下，阳痿不举，或性交时不能射精，精子稀少、活力下降；精神抑郁，两胁胀痛，嗳气泛酸；舌质暗，苔薄，脉弦细。

治法：疏肝解郁，温肾助阳。

方药：柴胡疏肝散（《景岳全书》）加减。

4. 湿热下注证

证候：阳事不兴或勃起不坚，精子数少或死精子较多；小腹急满，小便短赤；舌苔薄黄，脉弦滑。

治法：清热利湿。

方药：程氏萆薢分清饮（《医学心悟》）加减。

5. 气血两虚证

证候：性欲减退，阳事不兴，或精子数少、成活率低、活动力弱；神疲倦怠，面色无华；舌质淡，苔薄白，脉沉细无力。

治法：补益气血。

方药：十全大补汤（《医学发明》）加减。

除辨证论治外，还可根据精液检查情况“辨精用药”，如精子成活率低、活动力差者，加仙灵脾、巴戟天、菟丝子、生黄芪；死精、畸形精子多者，加土茯苓、蚤休；精液中有脓细胞者，加蒲公英、红藤、黄柏；精液不液化而呈团块状者，加泽泻、丹皮、麦冬、当归、生地等。

（二）其他疗法

针灸疗法：第一组选曲骨、三阴交，灸关元、中极；第二组选肾俞，灸命门、腰阳关。每日 1 次，两组交替进行。针刺用补法，灸用隔姜灸，10 次为 1 个疗程，连续 3 个疗程。

【预防与调护】

（1）调节情志，平衡营养，戒烟酒。

（2）避免穿紧身裤，少泡热水盆浴，避免长途骑车。

（3）加强自我保护意识，做好职业防护；避免对睾丸有害因子及化学物品的接触。

（4）预防和积极治疗泌尿、男性生殖系统感染性疾病，如睾丸炎、前列腺炎等。

（5）夫妇配合，过好适度、有效、和谐的性生活。

第十三章　其他外科疾病

第一节　破伤风

【病名释义】

破伤风是由于局部皮肉损伤，风毒之邪乘虚侵入人体而造成的发痉之证。其临床特点是有皮肉破伤史，有一定潜伏期，全身或局部肌肉强直性痉挛、阵发性抽搐，抽搐间歇期全身肌肉仍紧张强直，伴有发热，但神志清醒，多因并发症而死亡。外伤所致者，称金创痉；产后发生者，称产后痉；新生儿断脐所致者，称小儿脐风或脐风撮口。

【病因病机】

本病的发生必须具备皮肉破损和感受风毒之邪这两个因素。

（1）金疮创伤、烧伤、冻伤等致皮肉破伤，流血过多，营卫空虚，风毒乘虚侵入，由表及里，而风气通于肝，引起肝风内动而发病。

（2）风毒入侵日久，化热化火，使脏腑失调，气血失和，阴损及阳，甚者阴阳离决而死亡。

【诊断】

（一）临床表现

1．潜伏期

一般在 10 日左右，短者可 1 ~2 日，长者可达数月、数年。脐带染毒多在 5 ~7 日发病，故又称七日风。潜伏期越短，病情越重，预后越差。

2．前驱期

时间较短，仅 1 ~2 日，表现有全身乏力、头晕、头痛、咀嚼无力、反射亢进、畏寒低热、烦躁不安、下颌稍感紧张、张口略感困难。创面多干陷无脓，周围皮肤暗红，有疼痛感和牵制感。

3．发作期

典型发作症状是肌肉强直性痉挛和阵发性抽搐。

（1）肌肉强直性痉挛。

最初是咀嚼肌，依次为面肌、颈项肌、腹背肌、四肢肌群、膈肌和肋间肌。患者开始感到咀嚼不便，张口困难，随后牙关紧闭，口角向外上方牵引，前额出现皱纹，双眉举起，呈“苦笑”面容。继而颈项强直，头向后仰，痉挛向四肢延伸，呈现不能坐起，头后仰不能前屈，腰部前凸状态，这一症状称为角弓反张。四肢肌肉收缩时，因屈肌比伸肌有力，肢体可出现屈膝、弯肘、半握拳等姿态。膈肌和肋间肌痉挛，可出现呼吸困难，甚至窒息。直肠和膀胱痉挛可引起便秘和尿潴留。

（2）阵发性抽搐。

病情严重者，在肌肉强直性痉挛中出现全身肌肉阵发性抽搐，呈自发性、阵发性发作。在抽搐间歇期患者的肌肉也呈痉挛状，为本病抽搐的特点。亮光、声音、风吹、饮水、触动等都可引起抽搐发作。每次抽搐可持续数分钟至数十分钟。患者面色苍白，口唇紫绀，呼吸急促，汗出淋漓，流涎，口吐白沫，牙齿有摩擦声。非典型发作的，仅出现破伤部位局部的肌肉强直，不延及全身。

4．后期

患者由于长期肌肉强直、痉挛、抽搐及摄入不足，致体力消耗，面色㿠白，营养不良，水、电解质紊乱，酸中毒，合并肺部感染，或呼吸肌麻痹引起窒息，心肌麻痹甚至休克、心搏骤停而危及生命。病程一般3～4周。

（二）辅助检查

脓液培养可有破伤风杆菌生长；血常规检查初期白细胞计数一般正常或偏高，发作期白细胞总数及中性粒细胞比例增高；合并肺部感染时，白细胞总数常在$15\times10^9/L$以上，中性粒细胞达80%以上。

【鉴别诊断】

1．化脓性脑膜炎

与破伤风一样出现颈项强直、角弓反张等表现，但化脓性脑膜炎无阵发性抽搐，此外，还有剧烈头痛、高热、喷射性呕吐、易嗜睡昏迷等症状。脑脊液检查可见压力增高、白细胞计数增多等。

2．狂犬病

有被犬、猫咬伤皮肉的病史，但狂犬病患者呈兴奋、恐惧状，看见或听到水声便发生吞咽肌痉挛，称“恐水病”。可因膈肌收缩产生大声呃逆，如犬吠声。脑脊液中淋巴细胞增高。

【治疗】

中西医结合治疗。中医治疗以熄风、镇痉、解毒为原则。西医治疗应尽快消除毒素来源和体内毒素，有效控制，解除痉挛，保持呼吸道通畅，必要时行气管切开，不能进食者可鼻饲，防止并发症等。

（一）辨证论治

1. 风毒在表证

证候：轻度吞咽困难，牙关紧闭，周身拘急，抽搐较轻，痉挛期短，间歇期较长；舌淡，苔薄白，脉数。

治法：祛风镇痉。

方药：玉真散（《外科正宗》）合五虎追风散（《晋男史传恩家传方》）加减。

2. 风毒入里证

证候：四肢抽搐，牙关紧闭，角弓反张，高热寒战，全身肌肉痉挛，间歇期短，面色青紫，呼吸急促，痰涎壅盛，胸腹满闷，时时汗出，大便秘结，小便不通；舌红，苔黄，脉弦数。

治法：熄风镇痉，清热解毒。

方药：木萸散（《医学入门》）加减。

3. 阴虚邪留证

证候：疾病后期，抽搐停止，身有微热，倦怠乏力，头晕眼花，或有口渴欲饮，面色苍白或萎黄，唇色淡白，心悸失眠，偶有痉挛或屈伸不利，手足发麻；舌红少苔，脉细弱无力。

治法：益胃养津，疏通经络。

方药：沙参麦冬汤（《温病条辨》）加减。

（二）外治法

在使用破伤风抗毒素 1 小时后，可行清创切除坏死组织，开放创口，先用双氧水冲洗，再用双氧水湿纱布填塞。每日换药时都须用双氧水冲洗，换药后所用敷料等应严格消毒。创面有残余坏死组织时可用七三丹掺布；创面干净时用生肌散掺布。

（三）针刺疗法

（1）牙关紧闭：下关、颊车、合谷、内庭。

（2）角弓反张：风府、大椎、长强、承山、昆仑。

（3）四肢抽搐：曲池、外关、合谷、后溪、风市、阳陵泉、申脉、太冲。

【预防与调护】

（1）正确处理伤口，特别是污染严重的伤口应早期清创，宜用双氧水或高锰酸钾溶液反复冲洗伤口。

（2）预防注射破伤风类毒素可使人获得自动免疫。“基础注射”共需皮下注射3次，第一次1.5毫升，后两次每隔3～6周各注射1毫升。第二年再注射1毫升，作为“强化注射”。以后每隔5年重复“强化注射”1毫升，能有效地预防破伤风。

（3）破伤后常规使用破伤风抗毒素，最迟伤后不超过24小时，肌肉注射破伤风抗毒素1 500单位。污染严重时1周后再注射1次。

（4）患者隔离监护，保持环境安静。避免光、声、振动。注意口腔及皮肤的护理，注意营养的摄入。可请专人护理，防止发生窒息，病情严重的患者在上、下牙之间放置橡皮开口器以防止舌咬伤；抽搐发作时防止摔伤和骨折；吸痰器放在床边，随时吸出口腔分泌物；患者用过的器具应严格消毒，敷料予以烧毁。

（5）中药预防，蝉蜕6～9克研末，每次1克，每日3次，黄酒送服；或玉真散5克，每日3次，黄酒送服，连服3日。

第二节　肠　痈

【病名释义】

肠痈是指发生于肠道的痈肿，属内痈范畴。西医学的急性阑尾炎、回肠末端憩室炎、克隆氏病等均属肠痈范畴，其中急性阑尾炎最为常见，也是外科急腹症最常见的疾病之一，临床常见转移性右下腹疼痛，伴恶心、呕吐、发热、右下腹局限性压痛。该病可发生于任何年龄，多见于青壮年，男性发病率高于女性，其比例为（2～3）：1。本节所述肠痈是指急性阑尾炎。

【病因病机】

饮食不节，寒温不适，情志不畅，饱食后暴急奔走或跌仆损伤等均可导致肠道功能失调，传导失利，糟粕积聚，生湿生热，遂致局部气血不和，湿热瘀阻，热胜肉腐而成痈肿。

【诊断】

（一）临床表现（症状）

1．腹痛

典型的腹痛发作始于上腹，逐渐移向脐部，数小时（6～8小时）后转移并局限在右下腹。此过程的时间长短取决于病变发展的程度和阑尾位置。70%～80%的患者具有这种典型的转移性腹痛的特点。部分病例发病开始即出现右下腹痛。不同位置的阑尾炎，其腹痛部位也有区别，如盲肠后位阑尾炎疼痛在右侧腰部，盆位阑尾炎腹痛在耻骨上区，肝下区阑尾炎可引起右上腹痛，极少数左下腹部阑尾炎呈左下腹痛。

2. 胃肠道症状

发病早期可有厌食，恶心、呕吐也可发生，但程度较轻。有的病例可能发生腹泻。盆腔位阑尾炎，炎症刺激直肠和膀胱，引起排便、里急后重证状。弥漫性腹膜炎时可致麻痹性肠梗阻，腹胀、排气排便减少。

3. 全身症状

早期乏力。炎症重时出现中毒症状，心率增快，发热，达38℃左右。阑尾穿孔时体温会更高，达39℃或40℃。如发生门静脉炎时可出现寒战、高热和轻度黄疸。

（二）体征

右下腹压痛是急性阑尾炎最常见的重要体征。压痛点通常位于麦氏点，即右髂前上棘与脐连线的中、外1/3与中1/3交界处。可随阑尾位置的变异而改变，但压痛点始终在一个固定的位置上。腹膜刺激征：反跳痛，腹肌紧张，肠鸣音减弱或消失等。这是壁腹膜受炎症刺激出现的防卫性反应。提示阑尾炎症加重，出现化脓、坏疽或穿孔等病理改变。右下腹包块：如体检发现右下腹饱满，扪及一压痛性包块，边界不清，固定，应考虑阑尾周围脓肿的诊断。

（三）特殊体征

1. 结肠充气试验

以双手自下而上依次按压左侧腹部，将左半结肠之积气挤入右半结肠，使盲肠充气，这时将有部分气体溢入阑尾腔，阑尾因膨胀产生疼痛，为阳性。

2. 腰大肌紧张试验

令患者取左侧卧位，左下肢微屈，然后将患者右下肢过度后伸，倘若发炎之阑尾在盲肠后并靠近腰大肌时，即可引发疼痛，是为腰大肌紧张试验阳性。

3. 闭孔内肌试验

令患者仰卧位，右髋屈曲至90°，然后内旋右下肢，若引起右下腹疼痛者为阳性，提示阑尾位置较低，贴近闭孔内肌。

4. 穴位触诊

60%~80%的急性阑尾炎患者会出现足三里与上巨虚穴之间的阑尾穴有压痛感，尤以右侧明显而多见。

（四）辅助检查

1. 血、尿常规

血常规检查白细胞计数和中性粒细胞比例增高，白细胞计数可升高至$18\times10^9/L$以上；尿检查一般无阳性发现，如尿中出现少数红细胞，说明炎性阑尾与输尿管或膀胱靠近。

2. 影像学检查

腹部平片可见盲肠扩张和液气平面，偶尔可见钙化的粪石和异物影；B 超检查有时可发现肿大的阑尾或脓肿。

【鉴别诊断】

1. 胃、十二指肠溃疡穿孔

穿孔溢出的胃内容物可沿升结肠旁沟流至右下腹部，容易误认为是急性阑尾炎的转移性腹痛。患者多有溃疡病史，表现为突然发作的剧烈腹痛。体征除右下腹压痛外，上腹仍有疼痛和压痛，腹壁板状强直等腹膜刺激症状也较明显。胸腹部 X 线检查如发现膈下有游离气体，则有助于鉴别诊断。

2. 右侧输尿管结石

多呈突然发生的右下腹阵发性剧烈绞痛，疼痛向会阴部、外生殖器放射。右下腹无明显压痛，或仅有沿右侧输尿管径路的轻度深压痛。尿中查到多量红细胞。B 超检查或 X 线摄片在输尿管走行部位可呈现结石阴影。

3. 急性肠系膜淋巴结炎

多见于儿童。往往先有上呼吸道感染史，腹部压痛部位偏内侧，范围不太固定且较广，并可随体位变更。

【治疗】

六腑以通为用，通则不痛。通腑泻热是治疗肠痈的关键。故本病总的治疗原则是通里攻下、清热解毒，辅以行气活血、化湿排脓等法。临床上多采用大黄牡丹汤为主方，再根据气滞、血瘀、热毒之轻重程度来辨证加减，分型论治。反复发作及病情严重者，应及时手术和中西医结合治疗。

（一）内治法

1. 瘀滞证

证候：以转移性右下腹痛和右下腹局限性压痛为主要表现。多伴有脘腹胀闷，恶心，纳呆，大便正常或秘结；舌质正常，舌苔薄白，脉多弦紧、微数或细涩。相当于急性单纯性阑尾炎或其他各类阑尾炎及阑尾周围脓肿之消散期。

治法：行气活血，通腑泻热。

方药：大黄牡丹汤（《金匮要略》）合红藤煎剂（经验方）加减。

2. 湿热证

证候：右下腹疼痛和压痛均加剧，反跳痛，腹肌挛急；右下腹形成局限性包块；便秘或腹泻，尿短少；舌质淡红，苔黄腻，脉象弦数或滑数。相当于急性化脓性阑尾炎合并局限性腹膜炎，以及阑尾周围脓肿。

治法：通腑泻热，利湿解毒。

方药：大黄牡丹汤（《金匮要略》）合红藤煎剂（经验方）加败酱草、蒲公英或复方大柴胡汤（《医学资料选编》）。

3．热毒证

证候：腹痛剧烈，全腹压痛、反跳痛，腹皮挛急；高热不退或恶寒发热，面红目赤，口干舌燥，恶心呕吐，大便秘结，小便赤涩；舌质红绛，苔黄燥，或黑苔，脉洪数或细数。相当于严重坏疽性阑尾炎，或急性阑尾炎合并弥漫性腹膜炎者。

治法：通腑排脓，养阴清热。

方药：大黄牡丹汤（《金匮要略》）合透脓散（《外科正宗》）加减。

（二）外治法

局部外敷药物治疗能起到消炎、镇痛、软坚散结、促进包块消散与吸收的作用。临床常用外敷药于右下腹，如蒜硝黄醋糊剂，一般敷2小时后去药，改用大黄粉加醋调成厚糊状外敷患处。金黄散、玉露散、双柏散、消炎散等外敷法适用于各型阑尾炎；芒硝外敷法适用于单纯性和化脓性阑尾炎；炒盐热敷法适用于阑尾周围脓肿；消结膏适用于疾病后期形成的慢性炎块。

应注意阑尾周围脓肿形成者可先行脓肿穿刺抽脓，注入抗生素，然后外敷金黄膏或玉露膏。此外，还可用中药肛滴，如大黄牡丹汤、复方大柴胡汤等煎剂150～200毫升，直肠内缓慢滴入，达到通腑泻热排毒的目的。

（三）其他疗法

1．针刺疗法

主穴：双侧阑尾穴为主穴，若此穴压痛反应不敏感时，即取足三里或上巨虚穴，配合右下腹部麦氏点。

配穴：有恶心呕吐者加内关、上脘；发热者加曲池、合谷；腹胀者加天枢、大横等。

2．手术疗法

绝大多数急性阑尾炎一旦确诊，应早期施行阑尾切除术。早期手术是指阑尾炎症还处于管腔阻塞或仅有充血水肿时就手术切除，手术操作较简易，术后并发症少。如化脓坏疽或穿孔后再手术，不但操作困难而且术后并发症会明显增加。对急性单纯性阑尾炎还可采用经腹腔镜阑尾切除术。

【预防与调护】

（1）避免饮食不节和饱食后立即剧烈运动。

（2）给予清淡饮食或半流食，有并发腹膜炎者，给予流质饮食或禁食。

（3）一般应卧床休息，以防病情反复。并发腹膜炎者取半卧位，使炎症局限于右下腹部。

（4）临床症状和体征消失后，应坚持服用中药，以降低复发的可能性。

参考文献

1. 李日庆，何清湖. 中医外科学（第九版）. 北京：中国中医药出版社，2012.

2. 杨柳，徐志峰. 中医外科学. 北京：科学出版社，2013.

3. 赵尚华. 中医外科学. 北京：人民卫生出版社，2002.

4. 马拴全，蔡国良等. 中医外科学. 北京：化学工业出版社，2007.

5. 孟庆才，郝福明. 中西医结合外科学. 北京：科学出版社，2013.

6. 谢建兴. 中西医结合外科学. 北京：人民卫生出版社，2012.

7. 李若瑜. 皮肤病学与性病学. 北京：北京大学医学出版社，2004.

8. 何永恒，凌光烈. 中医肛肠科学. 北京：清华大学出版社，2011.

9. [美] 魏恩等. 坎贝尔—沃尔什泌尿外科学（第九版）. 郭应禄，周利群主译. 北京：北京大学医学出版社，2009.